观手知内

中医手诊幽玄探秘

李春林　王惠　苏珊珊 ◎ 主编

山东科学技术出版社
·济南·

图书在版编目（CIP）数据

观手知内：中医手诊幽玄探秘 / 李春林，王惠，苏珊珊主编. -- 济南：山东科学技术出版社，2025.4.
ISBN 978-7-5723-2691-2

Ⅰ．R241.29

中国国家版本馆 CIP 数据核字第 202523QX00 号

观手知内——中医手诊幽玄探秘
GUANSHOU ZHINEI—ZHONGYI SHOUZHEN YOUXUAN TANMI

责任编辑：李文靖
装帧设计：孙小杰

主管单位：	山东出版传媒股份有限公司
出 版 者：	山东科学技术出版社
	地址：济南市市中区舜耕路 517 号
	邮编：250003　电话：（0531）82098088
	网址：www.lkj.com.cn
	电子邮件：sdkj@sdcbcm.com
发 行 者：	山东科学技术出版社
	地址：济南市市中区舜耕路 517 号
	邮编：250003　电话：（0531）82098067
印 刷 者：	山东联志智能印刷有限公司
	地址：山东省济南市历城区郭店街道相公庄村文化产业园 2 号厂房
	邮编：250100　电话：（0531）88812798

规格：16 开（184 mm × 260 mm）
印张：14.25　　字数：220 千
版次：2025 年 4 月第 1 版　印次：2025 年 4 月第 1 次印刷
定价：78.00 元

主　编　李春林　王　惠　苏珊珊

副主编　李博文　宋瑞昌　曲玲珑

编　委（按姓氏笔画排序）

　　　　王汝楷　孙诗雨　邵萍萍　郑　岩

　　　　高　珍　黄家德

山东省中医药科技项目（重点项目）：脑梗死手诊特征智能化研究及临床疗效的观察（项目编号：Z-2023113T）

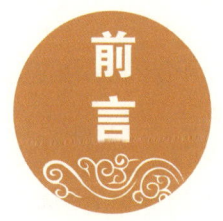

手诊是在中医基础理论和中医诊断学的指导下,通过对手形、掌纹及手之色泽、温度、动态等各类征象进行有目的的观察,了解人体健康状况,对脏腑器官和疾病情况进行推理的一种特色诊法,属于中医四诊之首——望诊的范畴。人体脏腑、经络、气血的盛衰,以及整体神机正常与否均可反映于手部的气色形态和活动状态,使得临床可以通过诊察手之形神获得诊疗资料,为中医辨病辨证提供依据。

望手察病是中医望诊的重要内容,《黄帝内经》通过手掌颜色的变化判断相应脏腑的病变,如《灵枢·经脉》云"是主心所生病者……掌中热痛",《素问·痿论》云"肝热者,色苍而爪枯"。通过手足、爪甲的温度、颜色能够判断疾病的病位及预后。《伤寒论·辨阳明病脉证并治》云"伤寒脉浮而缓,手足自温者,是为系在太阴",《金匮要略·呕吐哕下利病脉证治》云"下利后脉绝,手足厥冷,晬时脉还,手足温者生"。《脉经》中也有"病人爪甲青者死……病人手掌肿,无文者死"的记载。

唐宋时期手诊学发展迅速,突出表现为唐代王超《仙人水镜图诀》中首次提出望小儿食指脉络诊病。宋代许叔微《普济本事方》中最早记载了鱼际脉络诊法,宋慈《洗冤集录》中记载了指纹诊法。元明时期食指脉络法在儿科中的应用逐渐成熟，如《针灸大成》中小儿推拿部分载有阴阳两掌图，极大地推动了儿科的发展。元明清时期出现较多关于手诊的书籍，手诊理论渐丰，手诊法的应用也十分广泛。清代陈复正《幼幼集成》中提出了至今仍沿用的望小儿食指脉络的法则，即"浮沉分表里，红紫辨寒热，淡滞定虚实，三关测轻重"。许克昌《外科证治全书》将手诊法与经络理论融合，指出指甲与脏腑的定位关系。此外，《通俗伤寒论》《四诊抉微》及《望诊遵经》等医籍对手诊理论的发展也有较大贡献。

根据中医诊断学理论，人体是有机整体，局部病变可以影响全身，内部病变能够反映于外，外部的疾病表现可以反映内在疾病的本质。所以，中医在诊断疾病时，往往通过患者的自我感觉和医者观察到的患者的一些外在表现来推断患者内部的病理变化。《灵枢·外揣》言"五音不彰，五色不明，五脏波荡。若是则内外相袭，若鼓之应桴，响之应声，影之似形。故远者司外揣内，近者司内揣外"，认为体表的变化会正确地反映出内在的病变。这种"以表知里"的诊法理论，至今仍在临床上发挥巨大作用。

本书首先从手诊的源流、原理及基本操作方法等方面介绍了手诊的基础知识，内容详尽，语言通俗易懂，使手诊初学者也可以很好地掌握，为其打开认识手诊的大门。然后介绍了不同体质及中医传统六淫、七情致病的手诊特点与简单保健方法，充分发挥手诊"治未病"的作用。之后重点讲解了呼吸、循环、神经、消化、泌尿生殖五大系统常见病的手诊特点，同时针对每种病配备了养生保健药膳、艾灸、刮痧、中成药、足浴、推拿等调治方法。最后介绍了日常生活中实用的手穴，既适合中医从业者丰富专业知识，也适合普通人用作日常保健。手诊认为多种疾病及身体不适的前期情况均有不同程度的对应的预示征象，作为中医"治未病"的一种灵敏的警示机制，值得发扬光大。需要特别说明的是，本书所载处方均为所涉疾病或相关证型的标准处方，仅供参考，不具有普遍适用性，如需治疗疾病务必前往医院相关科室就诊，谨遵医嘱。

  希望中医临床初级医师、中西医结合工作者及中医专业学生通过本书能够更好地利用手诊来辅助辨证施治。对于资深医师，希望能够与以往的经验相验证，互通有无。希望广大中医爱好者能在本书理论的指导下，及时通过手诊发现自己及身边人身体的不良预兆，以及时检查、及时预防。也希望本书对中医手诊研究者的工作和学习有所帮助和启示。各界同仁如欲对本书中的手诊观点进行研讨和传播，不胜荣幸。各界专家和读者如有不同意见或优秀经验，也请不吝赐教，以便再版时可以不断提高本书的学术水平和实用价值，在此致以诚挚谢意。

李春林

2024 年 8 月于山东中医药大学附属医院

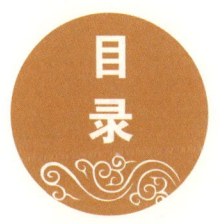

- 第一章 概 述 ·· 001
  - 第一节 手诊概述 ·· 001
  - 第二节 手诊的原理 ······································ 004
  - 第三节 手诊的方法 ······································ 010

- 第二章 手诊掌纹识读 ······································ 012
  - 第一节 三大主线 ·· 013
  - 第二节 其他掌纹线 ······································ 024
  - 第三节 病理纹 ·· 035

- 第三章 手诊分区 ·· 039
  - 第一节 手诊八卦分区 ···································· 040
  - 第二节 手诊星丘分区 ···································· 045
  - 第三节 手诊掌区对应关系 ································ 049

- 第四章 不同体质的手诊表现及调理 ·························· 052
  - 第一节 气虚体质 ·· 053

第二节　阳虚体质 …………………………………… 056

第三节　阴虚体质 …………………………………… 059

第四节　痰湿体质 …………………………………… 062

第五节　湿热体质 …………………………………… 065

第六节　气郁体质 …………………………………… 068

第七节　血瘀体质 …………………………………… 071

第八节　特禀体质 …………………………………… 074

第五章　六淫致病的手诊表现及调理 …………………… 077

第一节　风　邪 …………………………………… 077

第二节　寒　邪 …………………………………… 080

第三节　暑　邪 …………………………………… 082

第四节　湿　邪 …………………………………… 084

第五节　燥　邪 …………………………………… 086

第六节　火　邪 …………………………………… 088

第六章　七情致病的手诊表现及调理 …………………… 090

第一节　喜 ………………………………………… 091

第二节　怒 ………………………………………… 093

第三节　悲 ………………………………………… 095

第四节　恐、惊 …………………………………… 097

第五节　思、忧 …………………………………… 099

第七章　常见呼吸系统疾病的手诊表现及调理 ……… 101

第一节　慢性支气管炎 ……………………………… 101

第二节　哮　喘 ……………………………………… 106

第三节　感　冒 ……………………………………… 111

第四节　肺　炎 ……………………………………… 115

第五节　肺结核 ……………………………………… 119

第六节　肺气肿 ……………………………………… 123

第八章　常见循环系统疾病的手诊表现及调理 ……… 127

第一节　心　悸 ……………………………………… 127

第二节　冠状动脉粥样硬化性心脏病 ……………… 132

第三节　失　眠 ……………………………………… 136

第四节　高血压 ……………………………………… 141

第九章　常见神经系统疾病的手诊表现及调理 ……… 146

第一节　眩　晕 ……………………………………… 146

第二节　头　痛 ……………………………………… 152

第三节　中　风 ……………………………………… 155

第十章　常见消化系统疾病的手诊表现及调理 ……… 161

第一节　慢性胃炎 …………………………………… 161

第二节　急、慢性肠炎 ……………………………… 166

第三节 便　秘 …………………………………… 171
第四节 胆囊炎、胆结石 …………………………… 176
第五节 门脉性肝硬化 ……………………………… 180
第六节 糖尿病 ……………………………………… 184

- **第十一章 常见泌尿生殖系统疾病的手诊表现及调理** … 190
  第一节 尿路感染 …………………………………… 190
  第二节 肾　炎 ……………………………………… 196
  第三节 阳　痿 ……………………………………… 200

- **第十二章 手穴疗疾** ………………………………… 204
  第一节 痛　证 ……………………………………… 204
  第二节 内科病症 …………………………………… 210

第一章 概述

第一节 手诊概述

一、手诊的概念

手诊，即手部诊断学，是一种通过观察和分析手部的外部特征来了解一个人的健康状况的学科。在中医望、闻、问、切的诊断方式中，望诊位列第一，可见其重要性，手诊作为中医望诊的一部分，已有数千年历史。通过手部的形态、颜色、纹理、温度等变化，手诊可以辅助医者判断患者的身体状况，甚至可以在某些情况下预示潜在的健康问题。手诊是一门既古老又先进的中医学科，等同于掌纹诊病学和掌部医学。在长期的研究中发现，手纹、手形、手部气色形态、皮纹、指甲在手掌与健康相对性的医学研究中有着同等重要的地位，缺一不可。

手诊的基本原理是通过手部的变化反映人体的内在状况。中医学认为，人体的五脏六腑通过经络与手部相连，手部的某些特定区域与内脏器官相对应。当身体某一部分出现问题时，会通过经络传导到手部，并在手部的特定区域表现出来。因此，手诊可以通过观察这些变化来推断内脏的健康状况。中医根据四诊等综合分析、辨证施治，按五行相生相克关系来调理机体，使之相对平衡，减轻患者痛苦，改善病情，提高生活质量，延长生命。经过医学、生理学、心理学等多学科专业学者们的努力，手诊历经几千年，由潜在经验逐步变成科学，成为中医学临床辅助诊断中重要的一部分。

二、手诊的源流

手诊的起源最早可以追溯到三千多年前,人们通过长期观察手上的纹路,发现了疾病与纹路的规律性变化。中华民族在几千年同疾病作斗争的过程中,经过历代医家的不断实践、充实和发展,积累了丰富的诊断疾病的经验,手诊也是其中之一。《周礼》记载了通过观察人体外部颜色变化来诊判断疾病预后的内容,"以五气、五声、五色,眠其死生"。《黄帝内经》(简称《内经》)中记载了"是主心所生病者……掌中热痛""肝热者,色苍而爪枯""胃中寒,手鱼之络多青矣……其暴黑者,留久痹也"等关于手诊的丰富内容。唐代王超的《仙人水镜图诀》中有根据观察幼儿食指内侧表浅静脉的色泽与形态变化推断病情的记载。北宋年间,宋慈所著的《洗冤集录》中记载了指纹诊法,进一步拓展了手诊的应用范围。到了明代,小儿食指指纹诊法逐渐被医家提出并广泛应用。清代医家积极探索研究望诊、手诊,去伪存真,先后编著了《清太医手诊谱》《行色外诊简摩》《四诊抉微》《望诊遵经》等医学著作,汇集历代手诊之法,《小儿推拿广意》详细述了通过手掌诊病的方法。1956年,我国制定了十指指纹分析法,并应用于临床和司法系统。1966年之后,我国一些医院用手纹和足纹特征来识别婴儿,使皮纹学应用于临床。近年来,中医手诊在临床实践中应用广泛,常用于初步筛查和辅助诊断。随着现代医学的发展,中医手诊的方法和理论也在不断完善和丰富。现代科学技术,如红外热成像技术和生物电阻抗分析技术等,也开始应用于手诊领域,提高了手诊的准确性和科学性。

"从外知内""有诸内,必形诸外""掌中热者,腹中热;掌中寒者,腹中寒""十指连心""手掌信息关全身",这些认识,是手诊用来诊断疾病的重要理论依据。《灵枢·本脏》谓:"视其外应,以知其内脏,则知所病矣。"其中亦载有诊鱼际纹路之法及爪甲诊病法。手诊作为一种古老的诊断方法,具有悠久的历史和丰富的文化内涵。手诊经历了长期的发展和演变,形成了独特的理论体系和实践方法。通过研究手诊的源流,我们可以更好地理解和应用这一传统诊断方法,为中医学的发展提供有益的参考。经过不断地传承与发展,手诊既有传统医学的深厚积淀,也融入了现代科学的研究成果。未来,随着医学的不断进步,手诊有望在疾病的预防、诊断和治疗中发挥更大的作用。

三、手诊的特点和意义

手诊作为一种有效的中医诊断方法，具有直观性、简便性、无创性和综合性的特点。在现代医学快速发展的今天，手诊依然发挥着重要的作用。通过手诊，医者不仅能够早期发现疾病，还可以提供个性化的治疗和健康管理建议，为患者的健康保驾护航。同时，手诊也在中医文化传承中占据重要的位置，值得我们深入研究和推广。

（一）手诊的基本特点

1. 直观性

手诊通过观察和触摸，能够快速获取患者身体的健康信息。手部作为人体的"缩影"，其掌纹形态和颜色的变化常常能反映出体内脏腑的状况。

2. 简便性

相比于其他诊断手段，手诊不需要复杂的仪器，只需要医者具备一定的中医知识和经验，即可进行诊断，适合于各种医疗环境。

3. 无创性

手诊作为一种非侵入性诊断方法，不会对患者造成任何生理上的伤害，避免了许多侵入性检查可能带来的疼痛和不适。

4. 综合性

手诊不仅关注手部这一局部的变化，还注重结合全身症状和中医理论进行综合分析，以达到对患者整体健康状况的全面把握。

（二）手诊的意义

1. 预防疾病

手诊能够通过观察和分析手部的变化，早期发现潜在的健康问题和亚健康状态。及时进行干预和调理，可以预防疾病的发生，达到"治未病"的目的。

2. 辅助诊断

手诊作为中医诊断的一个重要组成部分，可以与其他诊断方法相结合，如望诊、闻诊、问诊和切诊，提供更多的诊断依据，帮助医者做出更准确的判断。

3. 指导治疗

通过手诊，医者可以了解患者的体质特点和病情变化，进而指导制订个性化的治疗方案。例如，对于不同体质的患者，选择合适的药物和治疗方法，个性化诊疗，从而提高治疗效果。

4. 健康管理

手诊不仅用于疾病的诊断和治疗，还可以用于日常健康管理。通过定期手诊，了解自己的健康状况，调整生活方式和饮食习惯，保持身体健康。

5. 文化传承

手诊作为中医学的重要组成部分，承载着丰富的中医文化内涵。通过学习和应用手诊，能够更好地理解和传承中医学的精髓，促进中医文化发扬光大。

第二节 手诊的原理

一、中医学理论与手诊

手诊是一种基于中医基础理论的诊断方法，通过观察和触摸手部的变化，获得人体的健康状况。以下从阴阳、气血津液、脏象、经络等中医理论方面详细阐述手诊的原理。

（一）阴阳学说

阴阳学说是中医理论的核心，认为一切事物均由相互对立、相互依存的阴阳两方面组成，并通过动态平衡维持整体的和谐。《素问·阴阳应象大论》说："善诊者，察色按脉，先别阴阳。"手诊时，通过观察手掌的颜色和温度变化来判断体内阴阳的平衡状态。如手掌发红、发热可能提示体内有热邪（阳亢），而手掌苍白、冰冷可能提示气血不足或阳气亏虚（阴盛）。通过观察和触摸手指的形态和质地变化，也可以了解阴阳失调情况。如手指浮肿、松软提示水湿内停（阳虚），而手指干瘦、坚硬提示阴液亏虚（阴虚）。正常人的掌心温暖但不干燥、湿润但不黏腻，手纹深刻、清晰、排列有序，这些都是阴阳平衡的表现。

（二）气血津液理论

气血津液理论是中医理论体系中的重要组成部分，主要用来解释人体的生命活动和疾病的发生、发展。气是人体生命活动的基本物质，具有推动、温煦、防御、固摄、气化等功能。气在体内的运行维持着各个器官和组织的正常功能。气分为先天之气和后天之气，先天之气来源于父母，后天之气来源于饮食和呼吸。血是由气所化生的，主要由心、肝、脾等脏腑共同作用生成，具有濡养和滋润全身的功能。血的正常运行依赖于气的推动，血液充足与否影响着全身的健康状况。津液是人体正常生理活动中的各种液态物质，包括体液、唾液、消化液等，具有滋润、濡养和调节体温的功能。津液的生成和分布也与气的运行密切相关。

手诊通过观察手的各部分表现来了解气血津液的状态，从而判断全身的健康情况。手部的颜色、温度、湿润度、质地等均反映了气血津液的状态。手掌颜色红润、温暖而湿润，说明气血充足，津液调和；手掌苍白、干燥、冰凉，可能提示气血不足或津液亏虚。指甲的颜色、光泽、形态等能直接反映气血的状况，健康的指甲应当红润、有光泽且坚韧。指甲苍白、干燥、脆弱，可能是气血不足的表现；指甲颜色过于红紫，可能提示气血瘀滞。手掌纹路的深浅、清晰度、排列等也能反映气血津液的状态。纹路清晰、排列有序，通常是气血充足、津液调和的表现；纹路模糊、紊乱，可能提示气血亏虚或津液不调。

（三）脏象理论

脏象理论是中医理论体系的核心内容之一，主要用来解释人体的生理功能和病理变化。脏象理论中的"脏"指的是五脏六腑等内脏器官，而"象"指的是这些内脏器官外在表现出来的症状和现象。手诊通过观察手的形态、颜色、温度、质地等，可以了解内脏器官的功能状态。

心主血脉、藏神，表现在面色、舌质等。心的功能正常，表现为面色红润，舌质淡红。心主血脉，手掌颜色红润，说明心血充足；手掌颜色苍白或青紫，可能提示心血不足或血瘀。心主温煦，手掌温暖，说明心阳充足；手掌冰凉，可能提示心阳不足。

肝主疏泄、藏血，表现在筋、爪甲、眼等。肝的功能正常，则指甲坚韧，眼睛明亮。肝主筋，其华在爪。因此，指甲坚韧有光泽，说明肝血充足；指甲脆弱、易裂，可能提示肝血不足。肝主疏泄，若手指灵活，则说明肝气条达；手指僵硬、疼痛，可能提示肝气郁结或肝风内动。

脾主运化、统血，表现在唇、肌肉、四肢等。脾的功能正常，则唇色红润、肌肉丰满。手掌肌肉丰满，说明脾气健运；手掌肌肉松弛或消瘦，可能提示脾虚。由于脾主运化水湿，手掌湿润适中，说明脾气健运；手掌干燥或湿冷，可能提示脾气不足或脾湿困阻。

肺主气、司呼吸，表现在皮毛、鼻等。肺的功能正常，表现为皮肤润泽、呼吸顺畅。手掌皮肤润泽，说明肺气充足；手掌皮肤干燥或粗糙，可能提示肺气不足。

肾主水、藏精，表现在骨、发、耳等。肾的功能正常，则头发浓密、骨骼强健。手掌骨骼坚实有力，说明肾气充足；手掌骨骼薄弱或疼痛，可能提示肾虚。指甲颜色红润，说明肾气充足；肾主色为黑，若指甲颜色黑褐，可能提示肾气不足或肾精亏损。

此外，手部区域也与脏腑相对应，手掌不同区域对应不同的内脏器官。例如，拇指根部对应肺脏，若该区域颜色异常或有疼痛，可能提示肺部有问题；小指根部对应肾脏，该区域异常可能提示肾脏病变。

（四）经络理论

经络是气血运行的通道，遍布全身，沟通内外，联系上下。经络系统包括十二经脉和奇经八脉，通过这些通道，气血可以输布到全身各处。手太阴肺经、手厥阴心包经、手少阴心经属于手三阴经；手阳明大肠经、手少阳三焦经、手太阳小肠经属于手三阳经。这六条经脉由于在手部循行，因此与手诊关系密切。

手太阴肺经起于中焦，下络大肠，向上通过横膈，到达肺部，再通过臂内侧前缘，最终到达拇指。肺经不通或有病变时，可能在手部表现为拇指及臂内侧的异常，如拇指发麻、手掌皮肤干燥等。

手厥阴心包经起于胸中，属于心包络，沿臂内侧中线到达中指。心包经不通或有病变时，可能在手部表现为中指的异常，如中指发麻、疼痛等。

手少阴心经起于心中，沿臂内侧后缘到达小指。心经不通或有病变时，可能在手部表现为小指的异常，如小指内侧发麻、手掌心热等。

手阳明大肠经起于食指，沿臂外侧前缘到达鼻部。大肠经不通或有病变时，可能在手部表现为食指的异常，如食指发麻、疼痛等。

手少阳三焦经起于无名指，沿臂外侧中线到达耳部。三焦经不通或有病变时，可能在手部表现为无名指的异常，如无名指发麻、疼痛等。

手太阳小肠经起于小指，沿臂外侧后缘到达肩胛部。小肠经不通或有病变时，可能表现为小指和臂外侧的异常，如小指外侧发麻、手臂外侧疼痛等。

此外，按压手掌上的特定穴位，如劳宫穴（手心中央）、太渊穴（手腕处），可以通过患者的疼痛反应来判断经络的通畅情况和对应脏腑的病变情况。

二、现代科学与手诊

现代科学与手诊原理的关系主要可以从以下几个方面来解释：神经系统、循环系统、皮肤和组织变化、生物电信号及反射区理论。这些科学原理有助于解释手诊为何可以在诊断及"治未病"中有效。

（一）神经系统

手掌和手指是人体神经末梢最为密集的区域之一。这些神经末梢包括感觉神经末梢和运动神经末梢。感觉神经末梢对温度、触觉、压力和疼痛等外界刺激非常敏感。中医手诊通过观察和触摸手部，能够通过这些神经末梢获取大量的信息。例如，手掌温度的变化可以通过感觉神经末梢迅速感知，反映出体内的血液循环和代谢状态。压力和情绪变化可以通过交感神经系统影响手掌汗出和温度。这与手诊中通过手掌温度和湿度判断健康状况的原理相一致。另外，神经系统通过传递感知信息到大脑，帮助身体快速反应。例如，当手部感受到冷或热时，神经系统会快速反馈信息并引起身体相应的调节反应。这种敏感性使得手部成为观察和判断身体健康与否的重要窗口。

（二）循环系统

人体血液循环主要由心脏、动脉、静脉和毛细血管完成。心脏通过动脉将氧气和营养物质输送到全身组织，再通过静脉将二氧化碳和代谢废物带回心脏。毛细血管是最细的血管，负责物质交换。手部拥有丰富的毛细血管网络，使得手部能够迅速反映全身血液循环的状况。微循环是指血液在微小血管（毛细血管、微动脉、微静脉）中的循环。微循环状态直接影响组织细胞的营养和代谢。

手掌颜色可以反映血液供应情况。正常情况下，手掌应呈现健康的红润色，这是血液中的氧合血红蛋白赋予的。手掌颜色红润表明血液循环良好，氧气和营养供应充足。手掌颜色苍白可能提示贫血、血液循环不良或血容量不足。手掌发青或发紫可能提示末梢循环不畅，可能是由于心脏问题或血液中氧气不足。

手掌的温度反映血流量和循环的有效性。血流量减少会导致手掌温度下降，而血流量增加会使手掌温度升高。手掌温暖表明血流量正常，循环系统功能良好。手掌冰冷可能提示血流量减少，与外周血管收缩、低血压或心脏泵血功能不足有关。

手掌的湿润度与体液平衡和汗腺活动有关。血液循环系统调节体液的分布和排出。手掌适度湿润表明体液平衡，血液循环良好。手掌干燥可能提示体液不足或血液循环不良。

手掌的纹路和细腻程度与皮下组织的血液供应和微循环状态有关。手掌纹路清晰、细腻，表明微循环良好，血液供应充足。手掌纹路模糊、粗糙，可能提示微循环障碍，血液供应不足。

（三）皮肤和组织变化

皮肤是人体最大的器官，可分为表皮和真皮两层，具有保护、排泄、调节体温、感受外界刺激、呼吸等功能，皮下有丰富的血管、神经、脂肪，以及肌肉组织。

手部皮肤由于暴露在外，更容易反映出身体内部的变化。手部皮肤的质地、颜色和湿润度反映了体内的代谢和营养状态。干燥的皮肤可能提示体内水分不足或内分泌问题，而湿润的皮肤可能提示体内湿气重或代谢旺盛。

皮肤的弹性和紧张度也可以反映整体健康状况。手诊通过触摸和按压手部皮肤来感知这些变化，帮助判断体内健康状况。皮肤的弹性和纹路与真皮层的胶原蛋白和弹性纤维有关。皮肤的健康状态可以通过手掌的弹性和纹路变化反映出来。营养不良、皮肤老化或慢性病变会导致皮肤弹性下降、纹路模糊。手部肌肉和结缔组织的紧张度可以反映身体的肌肉和筋膜状态。手掌肌肉松弛或僵硬可能反映出身体的虚弱或紧张状态。

（四）生物电信号

生物电信号是细胞内外离子浓度差异及其移动产生的电位变化。这种电信号在神经细胞、肌肉细胞等处尤其明显。神经细胞通过动作电位传递信息，肌肉细胞则通过电信号引发收缩反应。因此，生物电信号通过神经系统在全身传递，控制和调节各器官的功能。电信号的传导速度和强度可以反映神经系统的健康状况。

手作为神经末梢密集区，可能更容易反映出这些生物电信号的变化，从而提供健康状况的线索。通过手掌和手指的生物电信号，可以推测出体内器官和系统的功能状态。如皮肤的电阻和电导率可以反映其湿润度、血液供应和神经调节状态。皮肤干燥、血液供应不足或神经功能减弱时，皮肤电阻会增加。而皮肤湿润、血液供应充足或神经功能亢进时，皮肤电阻会降低。

（五）反射区理论与全息理论

反射区理论认为，身体的各个器官和系统在特定的区域（如手、足、耳等）都有相应的反射点。通过刺激或观察这些反射点，可以影响或了解相应器官和系统的健康状况。例如，手掌的不同区域对应不同的内脏器官和系统，拇指对应头部，手掌中央对应胃、脾等。反射区通过神经反射机制和经络传导机制与内脏器官和系统相连。刺激这些反射区可以通过神经反射弧影响内脏功能。

全息理论认为，人体的每一部分都包含了整个身体的信息，整个身体的信息可以在局部反映出来。全息图是一种三维影像，每一部分都包含整个图像的信息。全息理论借用了这一概念，认为人体的每个局部（如手、足、耳等）都反映了全身的健康状况，即通过局部反映全局。根据全息理论，手掌、足底、耳郭等局部区域不仅有反射区分布，还能通过观察这些区域的整体形态和变化来判断全身的健康状况。如手掌的颜色、纹路、温度等变化可以综合反映体内多个系统的状态。

反射区理论与全息理论都认为身体的局部区域可以反映全身的健康状况。但二者焦点不同，反射区理论强调特定反射点与内脏器官的对应关系，全息理论则强调局部整体反映全身信息。在手诊的实际应用中，反射区理论和全息理论常常结合使用。例如，通过观察手掌整体的颜色、温度、湿润度和纹路，可以综合判断全身的健康状态。通过按压手掌的特定反射点，如拇指根部（对应头部）或手掌中央（对应胃、脾），可以判断这些器官的健康状况。全息理论提供了整体的视角，反射区理论提供了具体的对应关系，二者结合可以更全面地了解和调节身体状态。

第三节 手诊的方法

一、手诊的基本原则

手诊是中医的一种诊断方法，通过观察手部的形态、颜色、温度、湿润度等，来判断全身的健康状况。手诊的基本原则包括整体观念、辨证论治、动态观察和个体化诊断。

（一）整体观念

整体观念是指在诊断和治疗疾病时，不仅要关注局部症状和病变部位，还要考虑机体的整体状况和功能状态。中医学认为，人体是一个有机的整体，内外环境的变化、各个器官和系统的功能状态都会相互影响。手诊强调人体的整体性，认为手部的变化可以反映全身的健康状况。因此，手诊时需要从整体的角度出发，通过观察手部的颜色、形态、温度、湿润度等，综合判断体内各系统和器官的功能状态。

（二）辨证论治

辨证论治是中医认识疾病和治疗疾病的基本原则，强调在诊断和治疗中必须根据具体的症状、体征和体质等因素进行综合分析，确定病因和病机，然后采取相应的治疗方法。在手诊中，辨证论治要求结合手部的观察结果和其他诊断信息，综合判断病情。

（三）动态观察

健康状况是动态变化的，手部的表现也会随之改变。动态观察原则要求在手诊中进行多次检查，观察手部的变化，以获得准确的结论。例如，季节变化、情绪波动、饮食习惯等都会影响手部的表现，通过多次检查，可以更准确地判断病情。对于慢性疾病或亚健康状态的患者，应进行长期跟踪观察，记录手部的变化情况，调整治疗方案。

（四）个体化诊疗

个体化诊疗是指在手诊中，根据每个患者的具体情况进行个性化的诊断和治疗。不同个体的手部表现不同，同一个体在不同环境下手部表现也不同。手诊时应考虑患者的体质、年龄、性别、生活环境和职业等因素，避免"一刀切"的判断。并根据患者的具体情况，进行个性化的分析和治疗。

二、手诊的方法

手诊前让受试者休息 5~10 分钟，尽量平静状态，保持掌面温度与体温大致恒定，待受试者呼吸均匀，表情自然，心情平和后开始手诊。

手诊的客观环境应尽量保持相对安静，同时应避免温度、湿度、强光、有色光源等干扰。

手诊是需要医者与患者相互配合的诊疗活动，医者的仪态直接影响到患者的心理活动，医者应集中注意力，仪态端庄大方，给患者营造舒缓的心理，同时取得患者的高度信任。

一般患者正坐在医者的对面或斜对面，患者洁净掌面，将手腕上的饰物如手镯、手表等去除，肩部和手臂放松，手臂向前伸平，手心向上，手臂与心脏大致处于同一水平，手腕下垫松软的手诊垫，手掌自然形态下微伸，以便皮肤血管松弛，局部气血畅通，能够更好地显现出手掌的所有信息。手诊时患者应保持安静，尽量不变换体位，身体虚弱或意识不清的患者采用仰卧位，自然将手臂外翻并放松，手腕下垫手诊垫。如果是侧卧，手臂应不受压，上臂不扭转，手臂与心脏在同一水平面。

第二章

手诊掌纹识读

手部望诊可获知诸多信息，掌色、纹理、光泽度等变化均是身体健康状况及疾病转归的外在表现。手诊法诊病的过程即是"视其外应，以知其内脏，则知所病"的体现。手纹由脊纹、褶纹、散见纹组成。人体皮肤由表皮、真皮和皮下组织构成，其中真皮层分为乳头层与网状层，乳头层向表皮突出分化，形成许多整齐的乳头线，称为"脊纹"，如指纹。这些脊纹的形成受基因遗传控制，并终生不变，因此在医学中多用于诊察遗传性、先天性疾病。在手掌和手指屈面部位，存在许多明显的褶纹。这些褶纹不同于脊纹，它们的走行、形状既有相对的稳定性，又会因某些疾病而有所变异，而病愈后可以消失或恢复原来的形状和纹路或遗留疾病时的形态。因此，褶纹是手诊研究的重要内容之一，其中又以掌褶纹为主。

手掌中褶纹众多，感情线、智慧线、生命线为掌纹三大主线。此外，由于个体差异的存在，某些掌纹线只出现在特定人群的特定时间段中，并非人人具备，如玉柱线、放纵线、过敏线、性线等，均为较重要且能提示人体健康状态异常的掌纹线。手掌除正常的掌纹线外，还存在一些形状各异的符号，这些特殊的符号称为"病理纹"，病理纹出现在不同的脏腑功能区提示该功能区内脏腑正处于某种病理状态下。

第一节 三大主线

一、感情线

在人的掌纹中,有三大主线,即感情线、智慧线、生命线。感情线,古称"天文",又称"婚姻线""爱情线""心情线",这条线不仅反映人感情的强弱,而且反映感情的复杂或单纯,喜、怒、哀、乐这些丰富的感情就表现在这条线上。感情线通常由小指掌边开始,向拇指掌边伸去,一般延伸到食指和中指的指缝之下便止住了。感情线以长度适中、平直,且甚少弯曲者为佳。心主情志,心脏影响着精神生活与感情世界,感情线主要反映心脏、呼吸及五官的健康情况。感情线深长明晰,颜色红润,向下的支线少,向上的支线或辅助线多者,通常情感丰富,热爱生活,心脏功能正常。

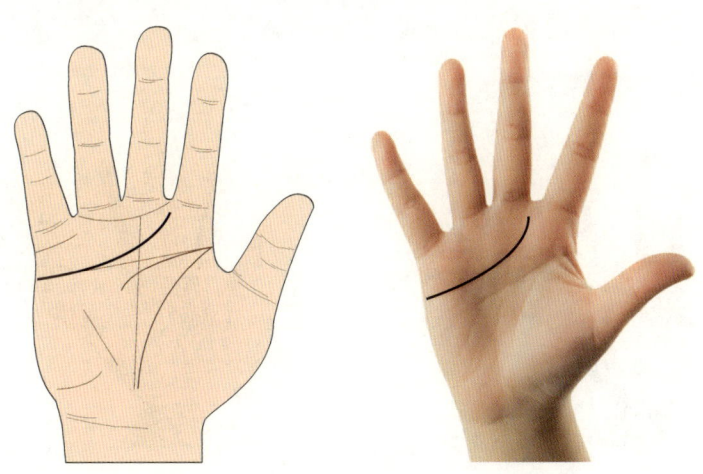

标准感情线

> **感情线显示的信息**
>
> 心脑血管及中枢神经的功能,属于"情志病"范畴;感情特征及变化;对亲情的态度,对爱人(伴侣)、异性的情感态度和性欲;婚姻状况,精神生活和感情生活的状态;人际关系与社交能力。

感情线与疾病的关系

感情线不连贯

感情线段落断续不连贯（"------"），容易因为精神压力大而出现神经系统疾病。

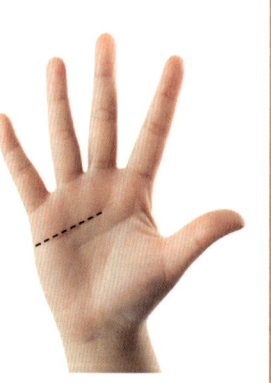

感情线不连贯，表现为细弱的断续虚线

感情线呈链状

感情线呈链状或断断续续（"○○○"或"=—="），提示心脏、神经系统容易出现问题。

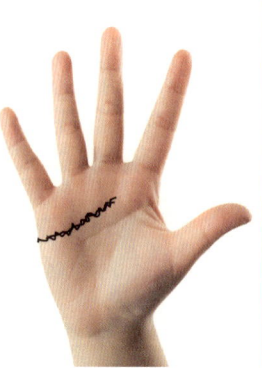

感情线呈锁链条状

感情线上有病理纹

如果在中指下方感情线上出现"口""▲""×""#""*"等状纹，提示容易罹患心脏疾病。

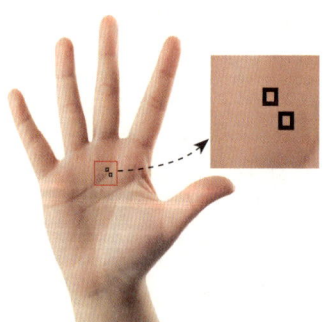

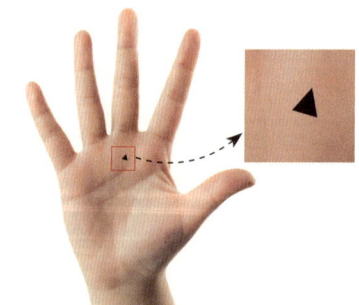

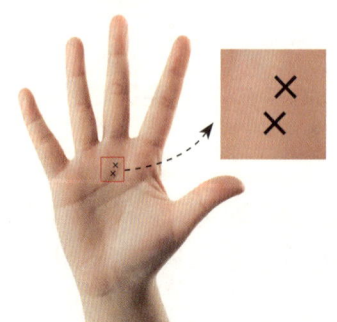

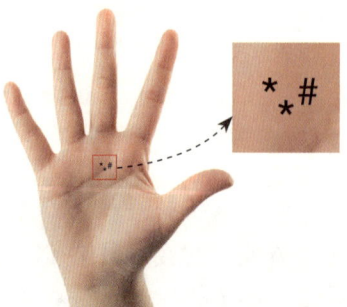

心区不同形式病理纹

第二章 手诊掌纹识读

感情线上有黑点

感情线上有黑点,提示心脏功能异常,易出现室性期前收缩等心律失常症状。

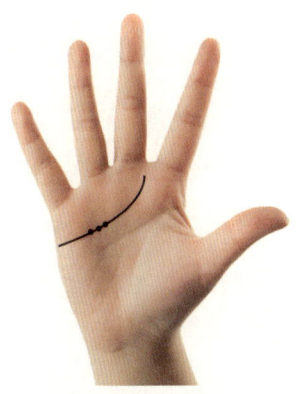

感情线上有黑点

感情线过长且离断

感情线过长,且有离断,手掌过小,容易血压偏高或偏低。各赤白肉际丰隆且带有红色,高血压倾向大。

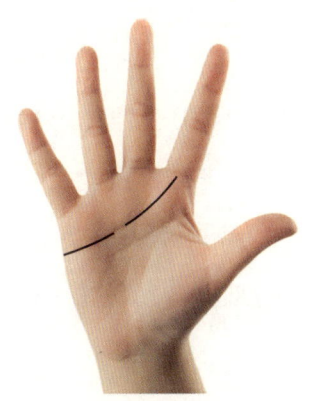

感情线过长且离断

两条感情线

有两条感情线且指向食指下赤白肉际处,易患脑部疾病。

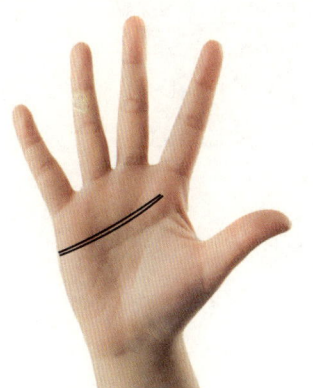

两条感情线

感情线上有岛纹

感情线在无名指下方有岛纹,提示有眼部相关疾病出现。

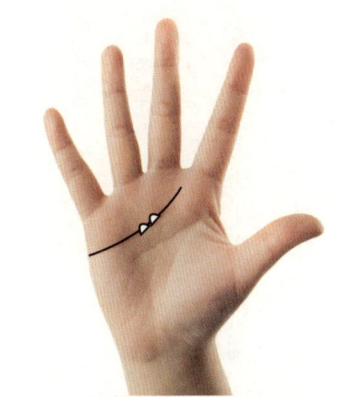

感情线无名指下方有岛纹

015

二、智慧线

智慧线，又称"脑线""人线""天才线"。智慧线是人体手掌三大主线之一，位于手掌中央，起于虎口中央，向小鱼际呈抛物线延伸，伸向中指、无名指或小指下方。健康的智慧线应该是微粗、清晰、没有断裂、颜色红润明亮的，近掌心处可有分支，其分支线会随时间的变化而变化。智慧线达到以上描述标准的人大多身体健康，智力发育好，充满活力，心情愉快。智慧线亦可以反映一个人的智力、心理素质、思考力，还能反映一个人的个性、性格、记忆力、想象力、灵感和创造性。有标准智慧线的人，适应力、应变力、自制力都很强。智慧线也反映精神方面和心脑血管方面的疾病，也涉及眼、耳、鼻、咽等的疾病及智能的高低。

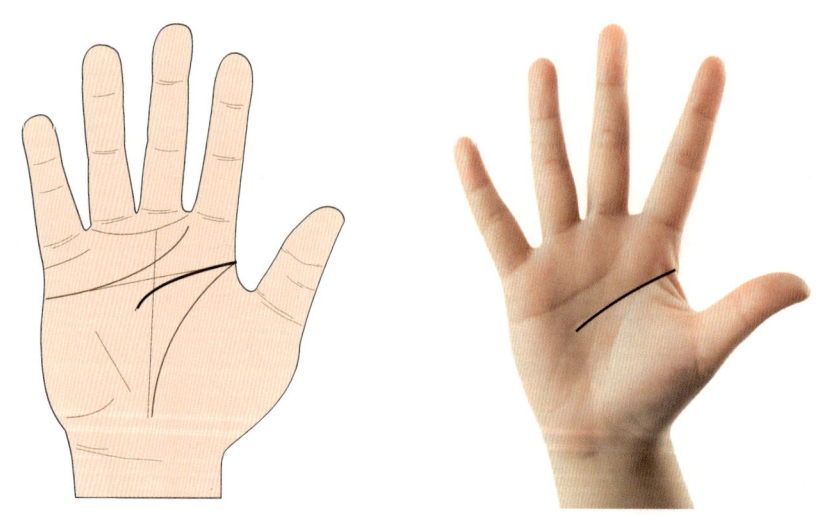

标准智慧线

> **智慧线显示的信息**
>
> 智力高低、聪明程度、思考力；气质、个性、性格取向；记忆力、想象力、灵感、创造性；适应力、应变力、自制力；神经系统、心血管系统、精神的功能状态。

第二章 手诊掌纹识读

智慧线与疾病的关系

智慧线过长

智慧线过长，超出无名指，表示用心、用脑过度。

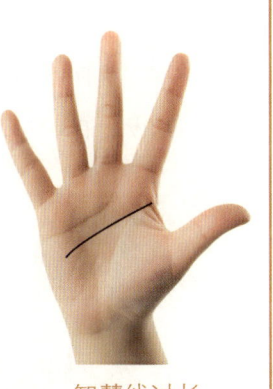

智慧线过长

智慧线过短

智慧线过短，没有超过中指中轴，提示人体血管舒缩功能障碍，肝火旺盛。

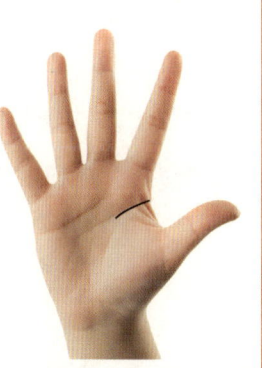

智慧线过短

智慧线上有岛纹

智慧线上出现岛纹者，提示可能出现脑部和心脏、血管疾患。

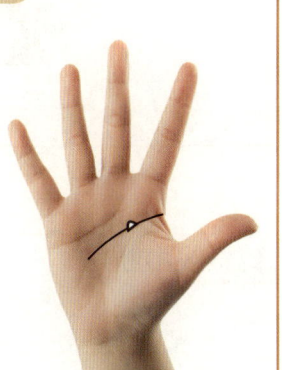

智慧线上有岛纹

智慧线中断且交错

智慧线中断且明显交错者，易患神经官能症。

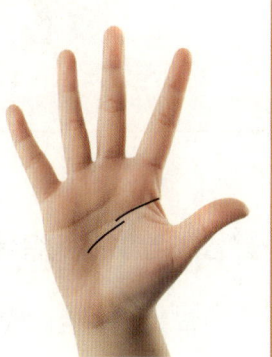

智慧线中断且交错

智慧线呈链条状且横贯手掌两端

智慧线呈链条状，且上升横贯手掌左右两端者，易有神经性头痛。

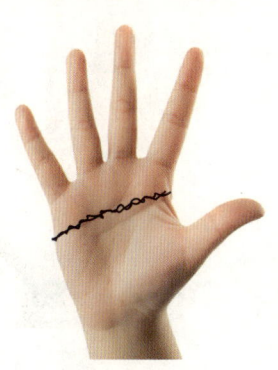

智慧线呈链条状且横贯手掌两端

智慧线中指下端有岛环

智慧线于中指下端出现岛环，提示心房、心室进行性病变且有中枢病变，岛环越大则病变越严重。

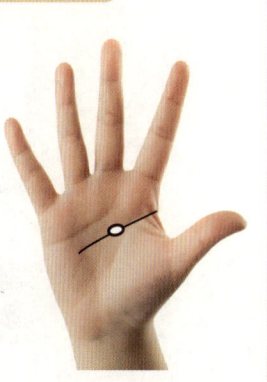

智慧线中指下端有岛环

017

智慧线出现"十"字状纹

智慧线、生命线与玉柱线的三角位置上多"十"字状纹者,提示神经疲劳、睡眠不足、假性近视。

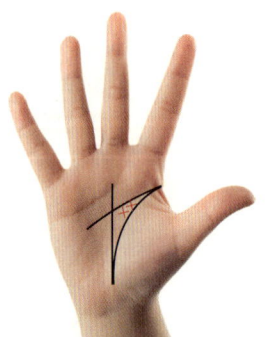

智慧线出现"十"字状纹

智慧线下行

智慧线附着生命线下行者,容易恶心、头痛、头晕。

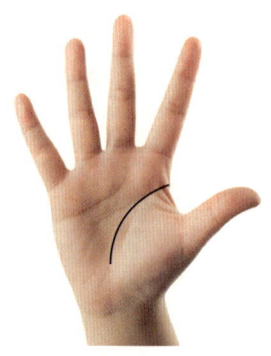

智慧线下行

智慧线与生命线合流且过长

智慧线与生命线合流过长且垂到小鱼际者,容易幻听、幻视。

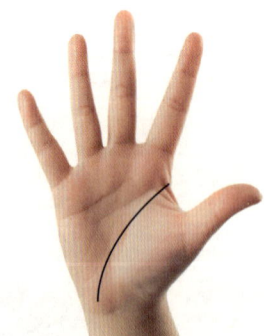

智慧线与生命线合流且过长

智慧线中断

智慧线多处直、曲中断者,提示心脏先天器质性病变,情绪不稳定、易冲动、暴躁、易走极端。

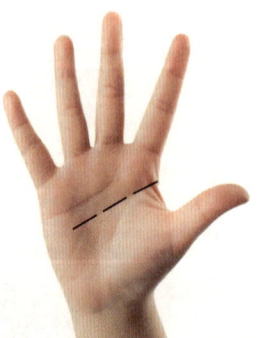

智慧线中断

智慧线假中断

智慧线假中断者,提示先天遗传性心脏病变,有修复但未根除,情绪上容易钻牛角尖,忧郁。

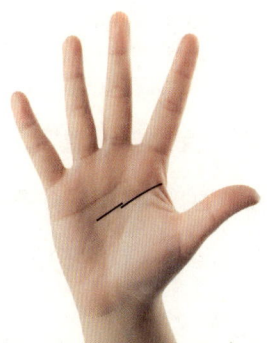

智慧线假中断

智慧线末端有大岛环

智慧线末端有浅而大的岛环者,容易因精神压力过大或用脑过度而脱发,容易出现直立性供血不足症状,并伴有偏头痛。

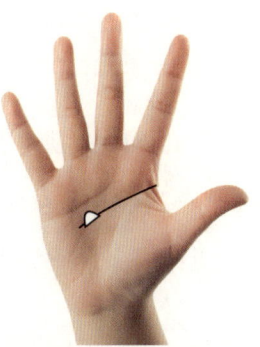

智慧线末端有大岛环

智慧线与生命线起点不相接

智慧线与生命线起点不相接或相接处发青、有青筋者,提示甲状腺、心脏相关疾病。

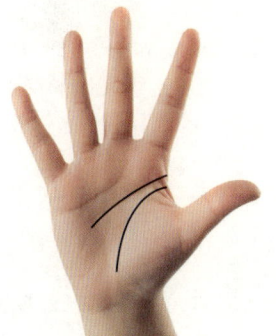

智慧线与生命线起点不相接

智慧线起始处位置高

智慧线起始处位置偏高,或智慧线上有一分支向感情线的小指根部交汇者,中晚年有高血压倾向。

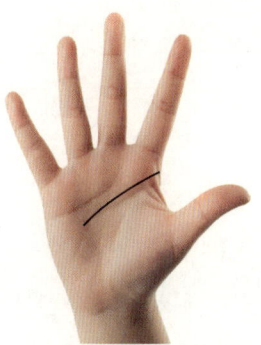

智慧线起始处位置高

三、生命线

生命线，又称"地线""命线""本身线"等。生命线是由虎口中央起点，自然走向手腕处，将拇指围起来的掌纹线。标准的生命线，粗壮、深刻、红润、光洁、齐整明晰、流畅度高、无间断分叉，长度不超过中指中线下垂直线。它代表人的寿命、体质、活力、能力、精力和健康。生命线的某一段对应着人某一年龄段的身体情况。对于年龄段的划分可以参考下面的方法：食指根部桡侧与掌根桡侧连线的中点（B点）和小指根部尺侧与拇指根部下方的连线与生命线的交点（A点）代表35岁，从此处向上溯到生命线起点时，年龄逐降，反之年龄增加。但并不是生命线长的就一定预示着寿命长，生命线粗的就预示着生命力旺盛，不能错误地以它的长短、粗细来论寿命之长短、生命之强弱。若生命线有中断、分叉、障碍线，则为大病之信号。

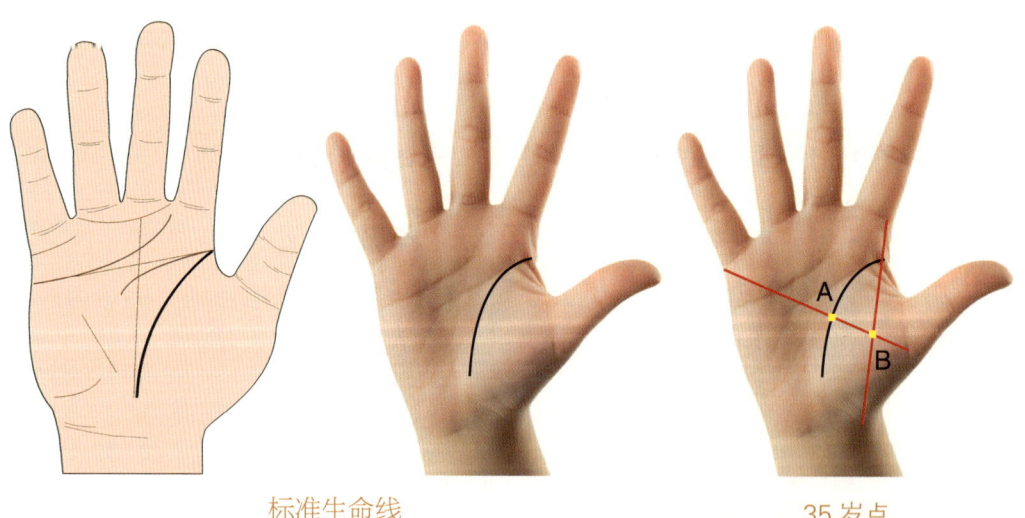

标准生命线　　　　　　　　　　35岁点

生命线显示的信息

年寿；手术史；一生中有无大危险、大疾患、意外等；精力是否充沛；无命运线时代替。

生命线与疾病的关系

生命线有链条纹

生命线起始处有链条纹，提示儿童时期体弱多病。生命纹尾端如流苏，要预防老年病。

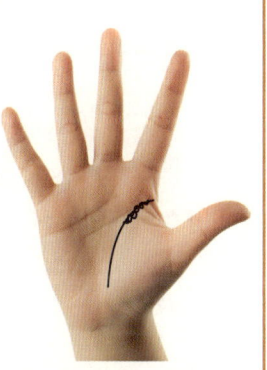

生命线起始处有链条纹

生命线上有岛纹

生命线上有岛纹，代表某一时间生病，岛纹大小代表病情的轻重与时间的长短。

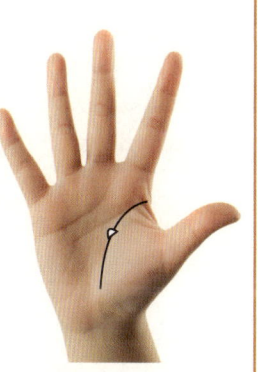

生命线上有岛纹

生命线起始偏向手指端

生命线起始偏向手指端者，代表酸性体质，易疲劳，虽先天生命力强，但注意心脑血管疾病。

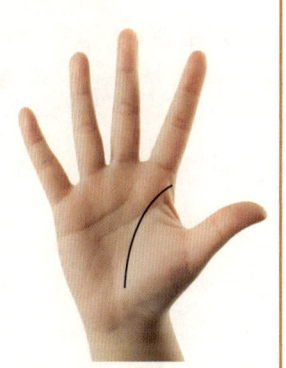

生命线起始偏向手指端

生命线起始偏向手腕端

生命线起始偏向手腕端者，代表抵抗力差，消化系统功能差，身体瘦弱。

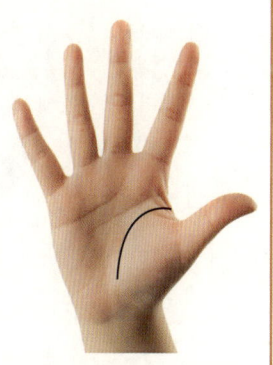

生命线起始偏向手腕端

生命线起始端被切断

生命线两线合流呈链状，或生命线起始端被一些纵线切断者，提示呼吸功能弱。

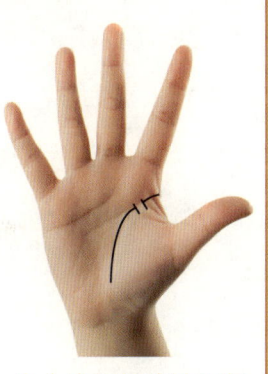

生命线起始端被切断

生命线食指下有岛纹

生命线食指下赤白肉际处凹陷，食指下有岛纹、末尾有羽状环纹岛者，代表消化功能弱。

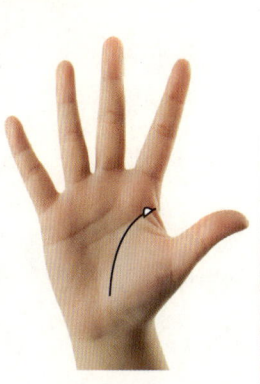

生命线食指下有岛纹

生命线末端有岛纹

生命线末端有岛纹，或网状纹，色黑，上中部岛纹呈深褐色或黑褐色，提示身体有恶性病变。

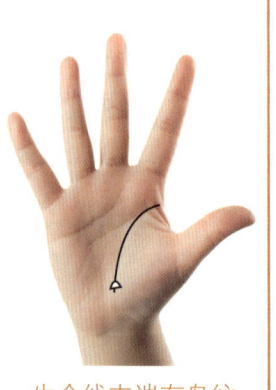

生命线末端有岛纹

生命线粗大、深刻且中断

生命线粗大、深刻，突然中断者，代表脑中风、脑出血、死亡。

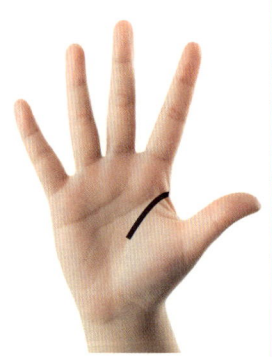

生命线粗大、深刻且中断

生命线过长

生命线过长至小鱼际处者，提示肾和生殖（妇科）问题。

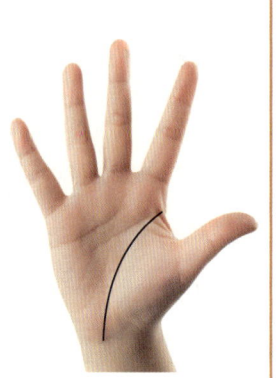

生命线过长

生命线尾部有斜线切过

生命线尾部在大鱼际与小鱼际交界处、掌根部附近有斜线切过者，代表不排卵。

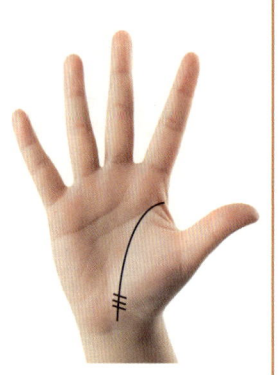

生命线尾部有斜线切过

生命线深长

生命线长、深、红润者，代表生命力强，不容易生病，适合从事体力劳动或运动。

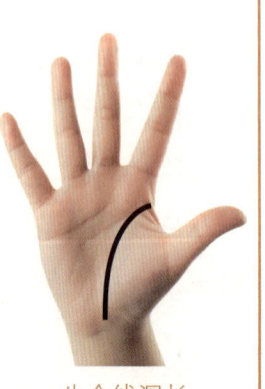

生命线深长

生命线浅弱

生命线浅、弱者，代表生命力比较弱，适合从事脑力劳动。

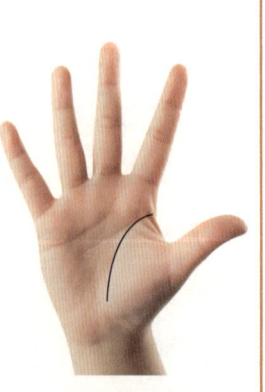

生命线浅弱

双智慧线与双生命线特征意义

双智慧线是指在手掌智慧线的位置有 2 条平行的掌纹，通常一条较深，另一条较浅或较短。

双智慧线代表的特征意义

智力超群：双智慧线通常提示智力较高，理解力强，在学习、工作及生活中易展现出卓越才能。

双重性格：双智慧线的人通常具有双面性格，容易情绪不稳定，常常表现出大喜、大悲的特点。

思维活跃：双智慧线的人通常内心世界丰富，思维天马行空，富有创意，常常会有不切实际的想法。

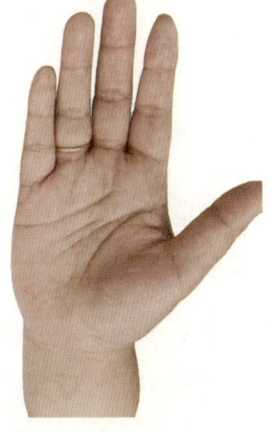

双智慧线

双生命线是指掌心出现 2 条代表生命力的线条，通常其中一条被视为辅助生命线。

双生命线代表的特征意义

身体强健：双生命线的人通常生命力旺盛，表现为体质强健，精力充沛，不易生病。

意志力强：双生命线的人通常有耐力，意志坚强，在困境中能保持乐观心态，勇往直前。

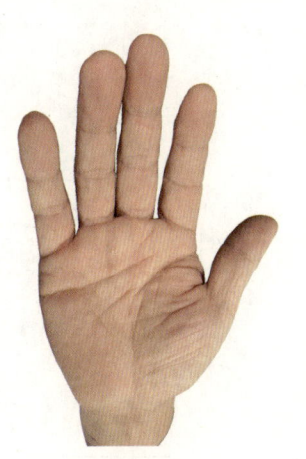

双生命线

第二节　其他掌纹线

一、健康线

健康线并非人人都有，身体健康的人一般很少出现健康线，健康线多见于劳心者或身体虚弱者。健康线能够提供人体疾病的客观信息，是手诊中判断疾病的一条不可忽视的手掌纹路。健康线起于小鱼际桡侧，向小指方向斜行延伸。一般劳力者和身体强壮健康的人不出现健康线，在身体状况较差时会出现此线，并随病情深入而逐渐加深，待疾病减轻、健康恢复时逐渐浅淡。健康线通常可以预示疾病，提醒人们未病先防。

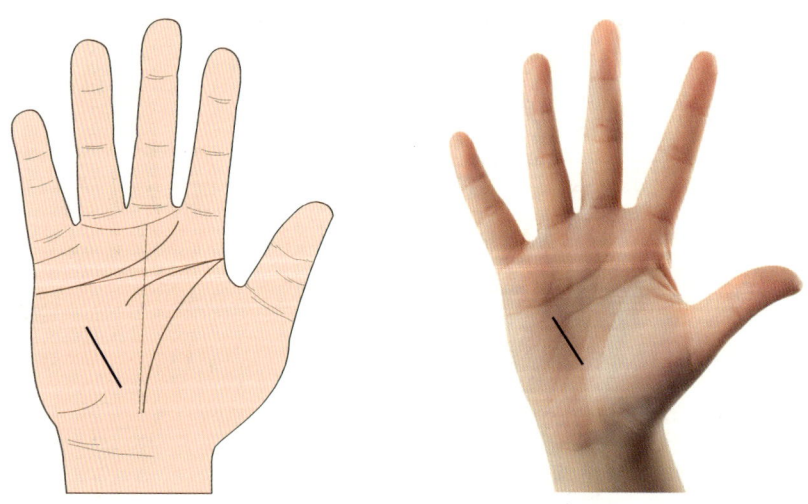

标准健康线

健康线显示的信息

身体健康情况，是否有慢性消耗性疾病。

健康线与疾病的关系

健康线出现在掌心中央

掌心中央出现健康线,且颜色为浅灰黑色、暗红色、褐色等,提示消化系统出现异常。

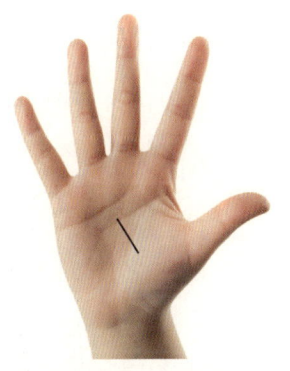

健康线出现在掌心中央

健康线呈波浪状

饮酒过度,肝脏功能异常者,其健康线呈波浪状。

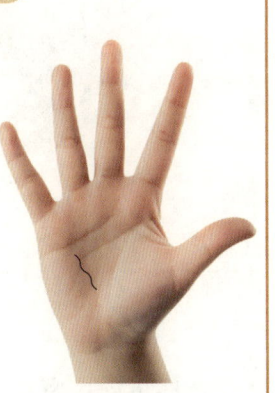

健康线呈波浪状

健康线上有斑点

出现健康线,且健康线上出现红色或黑色斑点,提示不久后会发热。

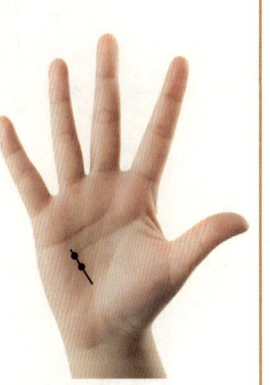

健康线上有黑色斑点

健康线呈弧形

健康线呈弧形,包绕小鱼际围成"半岛"时,反映呼吸系统功能异常。

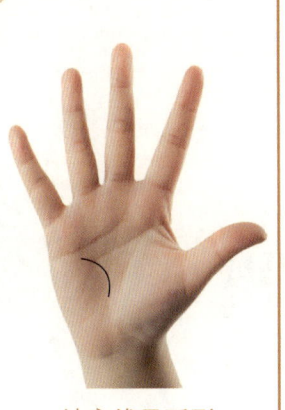

健康线呈弧形

健康线粗壮且穿越生命线

健康线粗壮,呈黑色或黑蓝色,且穿越生命线时,提示可能患有心脏相关疾患。

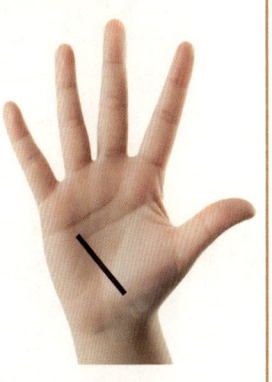

健康线粗壮且穿越生命线

二、玉柱线

玉柱线，也称"事业线"，从手掌的下方，大鱼际与小鱼际之间，向上通过手掌的中心位置，至中指下方的纹线，宛如手中的柱子。

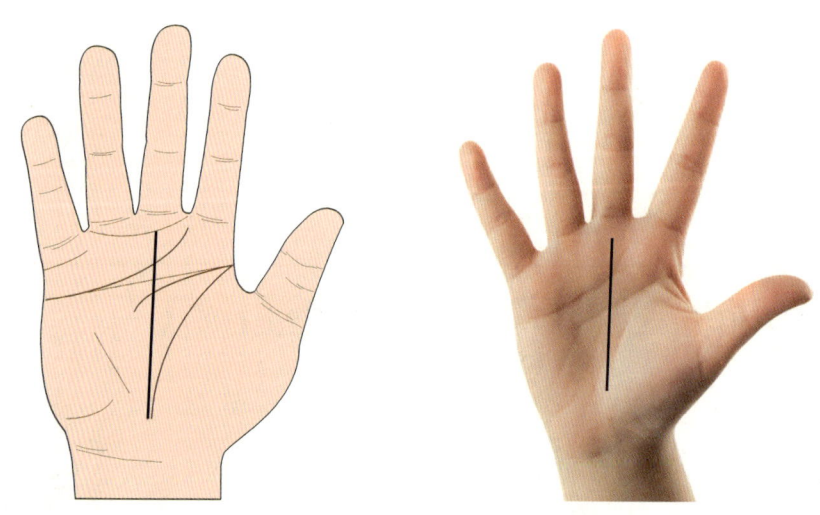

标准玉柱线

玉柱线显示的信息

事业情况；适应环境能力的强弱；精力盛衰情况；心血管功能及消化系统功能。

玉柱线与疾病的关系

玉柱线流入食指、中指缝内

玉柱线向上汇合流入食指、中指缝内，提示消化功能薄弱、大便失调。

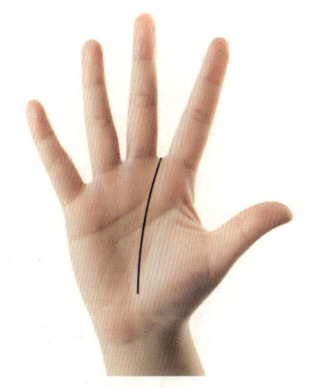

玉柱线流入食指、中指缝内

玉柱线起始至中段有岛纹

玉柱线起始至中段有岛纹，代表肠道功能紊乱。

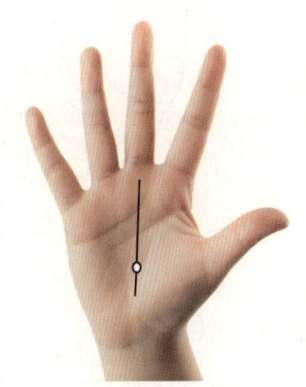

玉柱线起始至中段有岛纹

玉柱线与感情线、智慧线交界区域有病理纹

玉柱线与感情线、智慧线交界区域有"×""#""*"状纹，单独代表心脏方面功能弱，抵抗力下降。如果"×""#""*"状纹较深，考虑心绞痛。

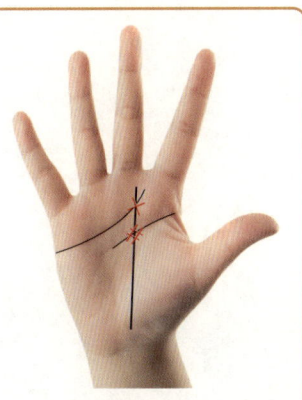

玉柱线与感情线、智慧线交界区域有病理纹

三、放纵线

放纵线是从小鱼际下方稍低部位，平行于感情线，并把小鱼际一分为二的掌纹。

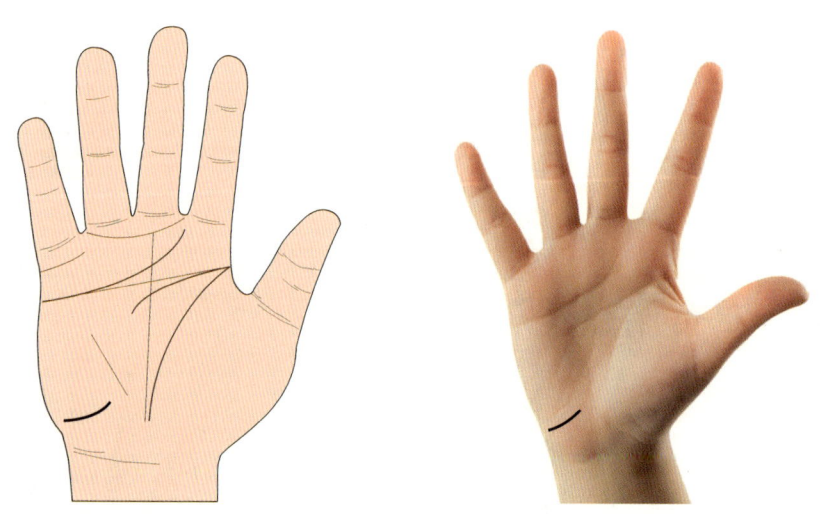

标准放纵线

放纵线显示的信息

生活状态；心理状态。

放纵线与疾病的关系

放纵线弯曲

放纵线弯弯曲曲，提示生活不规律。

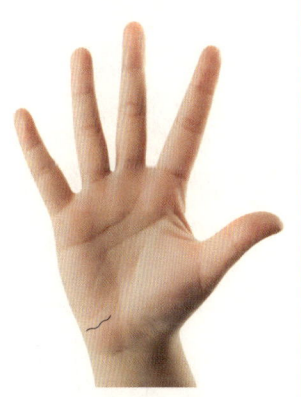

放纵线弯曲

放纵线位置较高

放纵线位置较高，代表生活不规律，长期熬夜，身心劳累，体力过度消耗。

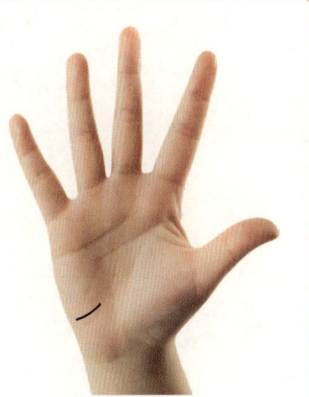

放纵线位置较高

放纵线位置较低

放纵线位置较低，代表性生活过度，嗜烟酒，有长期服用安眠药、麻醉品的可能。

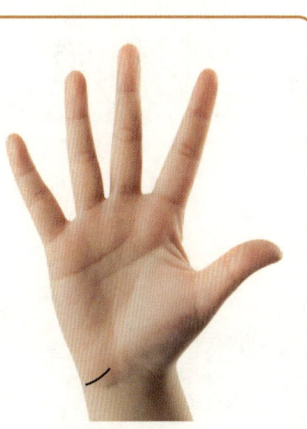

放纵线位置较低

四、过敏线

过敏线,也称"敏感线",是连接食指与中指的指缝下缘和无名指、小指的指缝下缘的弧形线。出现过敏线提示过敏体质,易出现药物、食物过敏,易患过敏性鼻炎、支气管炎等。

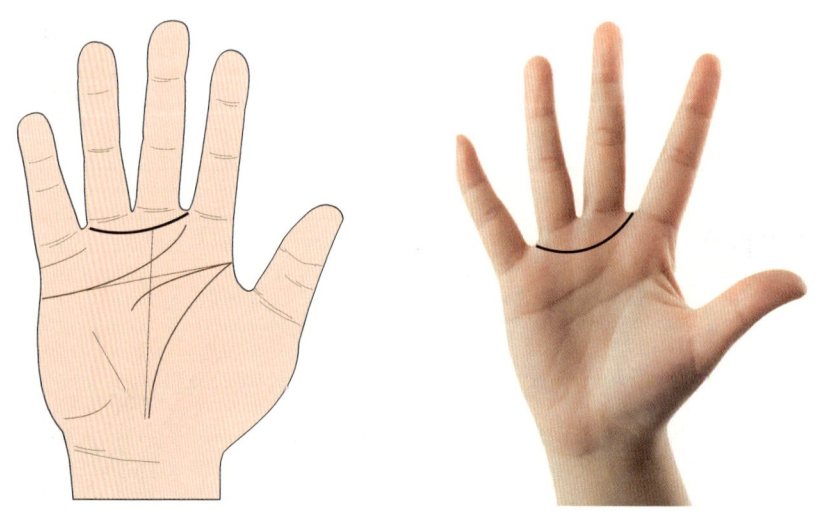

标准过敏线

> **过敏线显示的信息**
> 过敏体质;心理状态。

过敏线与疾病的关系

过敏线间断并分层

过敏线间断并分层，提示心理敏感，紧张、压力过大，易出现焦虑状态、神经衰弱、失眠等。

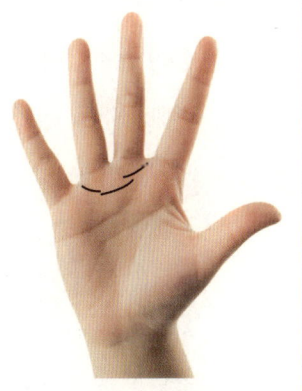

过敏线间断并分层

过敏线中央有岛纹

过敏线中央有岛纹，提示可能患有甲状腺功能亢进或肿瘤。

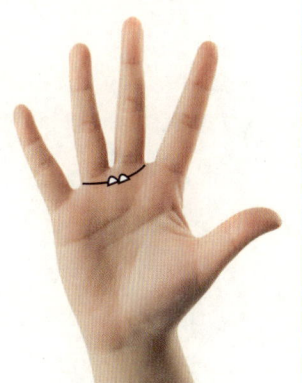

过敏线中央有岛纹

多条过敏线

出现多条过敏线，提示肝脏功能低下，身体容易出现反复过敏。

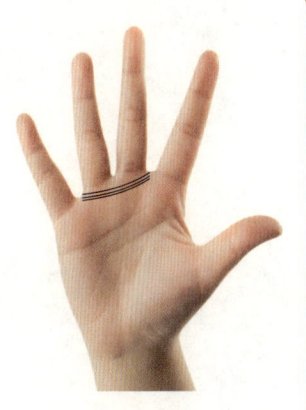

多条过敏线

五、性线

性线位于小指下自赤白肉际中间处到无名指与小指间的指缝处。性线以深、平、直、明晰不断、颜色浅红者为佳。

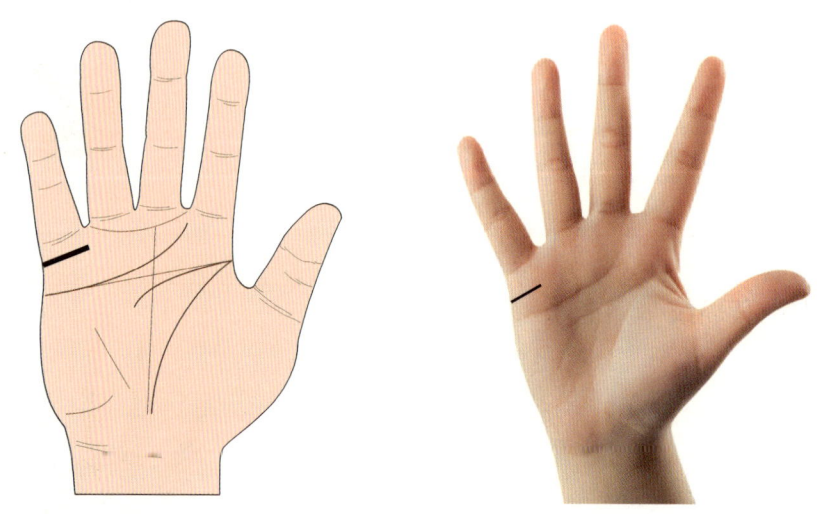

标准性线

> **性线显示的信息**
>
> **性取向；泌尿系统功能。**

性线与疾病的关系

性线下垂与感情线相连

性线下垂与感情线相连者，代表肾虚，易引起耳鸣、记忆力下降。

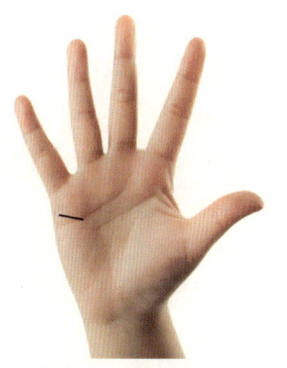

性线下垂与感情线相连

性线有分支

性线上有分支者，无论上下都表示尿路感染。

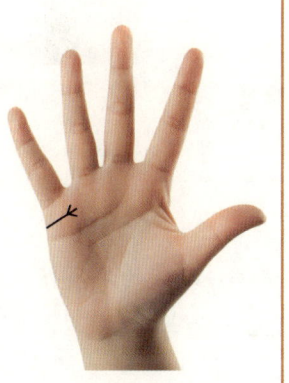

性线有分支

性线有干扰纹路

性线有干扰纹路者，提示尿路易感染。

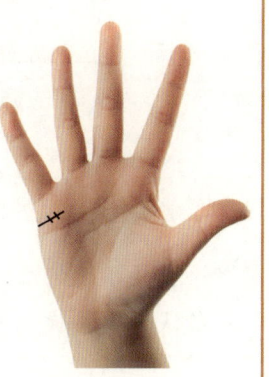

性线有干扰纹路

性线上有岛纹

性线上有岛纹者，提示肾盂肾炎、前列腺炎。

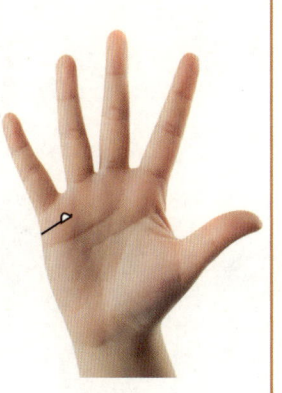

性线上有岛纹

性线向上

性线向上者，提示生殖能力弱、性生活不和谐。

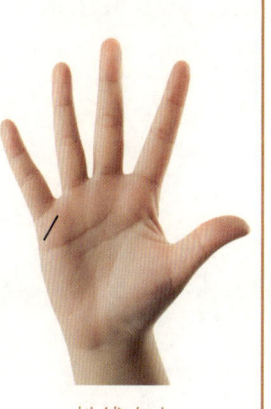

性线向上

六、通贯掌

感情线的尾端过分延长连到生命线起点上,没有智慧线出现,通贯掌起点应该与生命线起点相连。

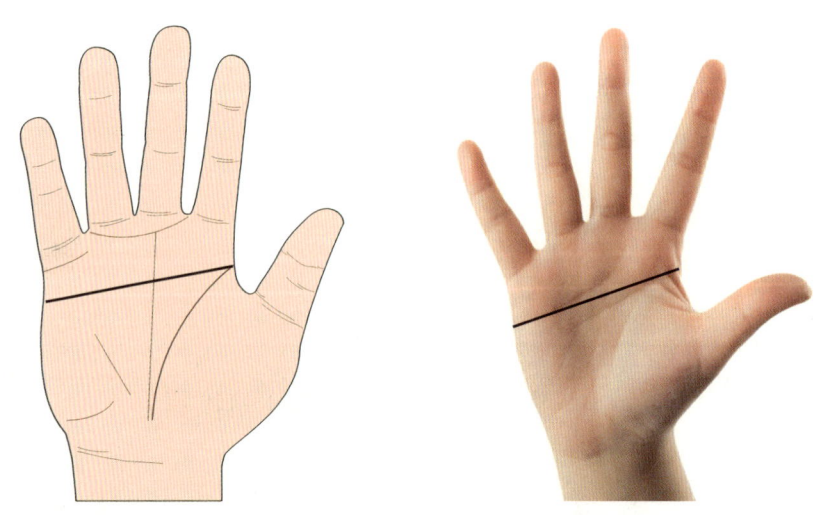

标准通贯掌

> **通贯掌显示的信息**
>
> 多提示遗传性,其本人的体质、智能、寿命、疾病的发展情况均与父母接近,一般认为左手代表先天为父系,右手代表后天为母系。

通贯掌与疾病的关系

通贯掌呈链条状

通贯掌呈链条状,提示容易头痛。

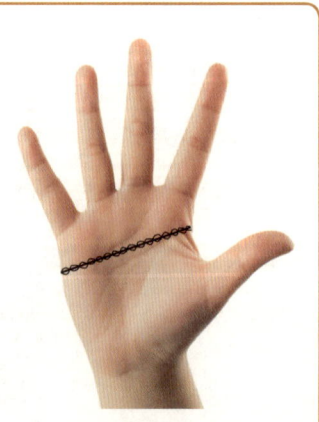

通贯掌呈链条状

第三节 病理纹

除了正常的掌纹线外，手掌中还会有一些不同形状、不同规则、不同纹理的符号，我们把这些符号称为"病理纹"。这些不同形状的符号代表我们身体的不同病理状态。

"十"字状纹

"十"字状纹（"+"）是由2条纹线垂直或交叉组合成"十"字或形似"十"字符号的纹。"十"字状纹提示脏腑功能障碍或炎症病变，病情常较轻或处于疾病早期，预后比较好。出现于不同的部位，代表不同脏腑的疾病。如炎症或炎症引起的发热会出现"十"字状纹或"米"字状纹，有时体温可达到39~40℃，相应位置的"十"字状纹或"米"字状纹会像雪花、梅花、鱼纹一样放射。

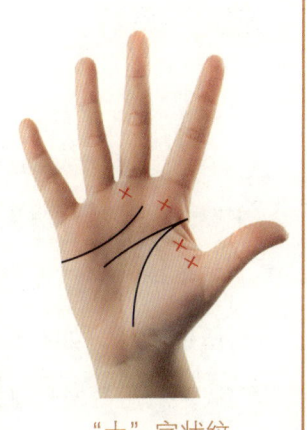

"十"字状纹

"井"字状纹

"井"字状纹（"#"）是由4条短的褶纹组合成的形似"井"字符号的纹。"井"字状纹提示慢性炎症疾患，炎症时间较长，有继续蔓延的趋势。出现于不同的部位，代表不同脏腑的慢性炎症。

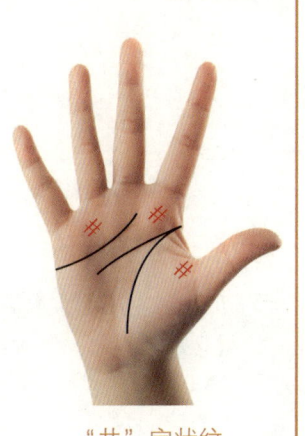

"井"字状纹

三角状纹

三角状纹（"△"）是由3条短的褶纹组合成的形似三角形符号的纹。三角状纹提示机体易出现气滞血瘀证。如三角状纹出现在感情线尾端（食指与中指之间的下方），多提示易发心脑血管疾病；如出现在智慧线尾端（无名指与小指之间的下方），多提示易发咽炎、鼻炎。

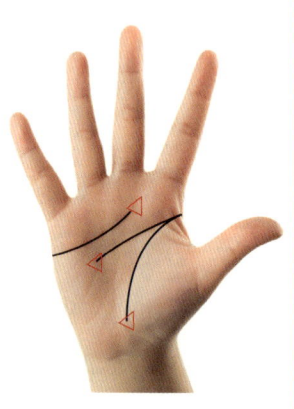

三角状纹

"米"字状纹

"米"字状纹（"*"）是由三四条短纹组合成"米"字或形似"米"字符号的纹。"米"字状纹提示严重炎症或气滞血瘀证，在相应脏腑位置出现代表其有压迫症状。如在食指下赤白肉际处出现"米"字状纹代表肝脏有发作期的结石或肝囊肿、脂肪肝。

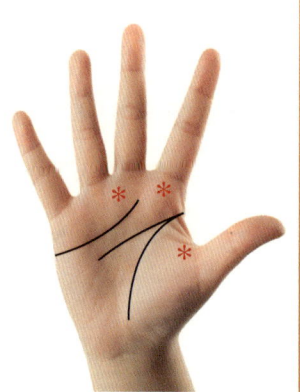

"米"字状纹

四边状纹

四边状纹（"口"）是由4条短纹组合成的长方形或正方形符号的纹。四边状纹提示相对稳定的炎症反应，或外伤或手术后的掌纹表现。

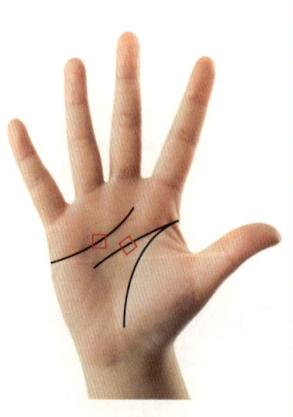

四边状纹

五角星状纹

五角星状纹（"☆"）是由多条褶纹交叉组合成的五角星状符号的纹。五角星状纹较少见，多提示有脑血管意外或癫狂发病倾向。

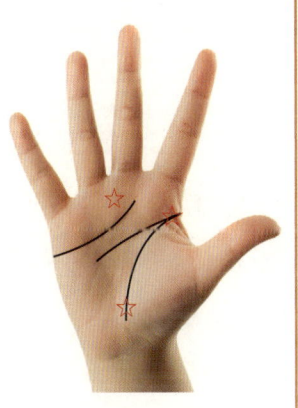

五角星状纹

岛形状纹

岛形状纹（"<>""[]"或"△"）是由褶纹组合成的如岛状的纹。岛形的不完整形状一旦封闭，疾病就形成，就会出现病变；有了病灶，岛形越大，则病灶越大，症状越明显，病情越严重。岛形状纹提示相关脏器功能障碍，或为炎症性肿块，或为肿瘤恶变。岛形状纹出现在主线上多为凶兆。

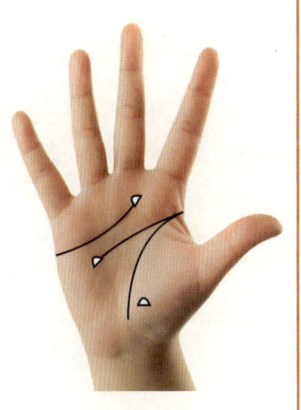

岛形状纹

圆环状纹

圆环状纹（"○"）是由褶纹组合成如圆环状的纹，在环心有较多杂纹。圆环状纹提示相关脏腑的旧病复发或反复性疾病，多见于常见病、多发病，如肠胃炎、肝炎、气管炎、咽炎之类。

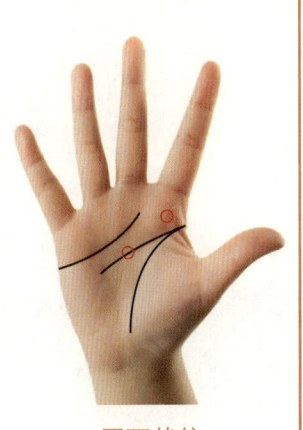

圆环状纹

不规则状纹

不规则状纹代表突发性或急性炎症。在一条直线的上方、下方或中间有"×""+""T""i"等状纹。器质性病变会在相应脏腑部位出现"⊙""⊕""∓"等状纹。

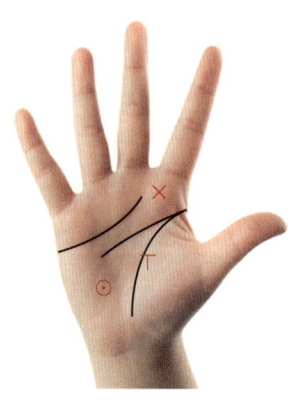

不规则状纹

波浪线

波浪线是状如水波的褶纹，任何线如呈水波状，提示机体素质较差，精力不济。

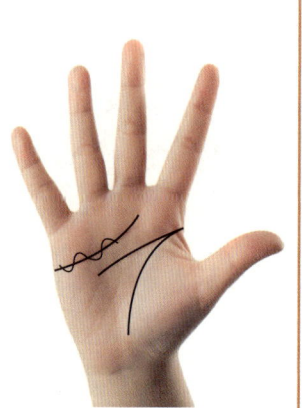

波浪线

断续线

断续线是掌中某条本应完整的褶纹在行程中忽然中断，又称"断线""破线"。如果一根线破断，在原线未破断处又另外生出一根辅助线继续维持这根线的性质和作用，则断续线的破坏作用并不严重，反之则受到不良影响。

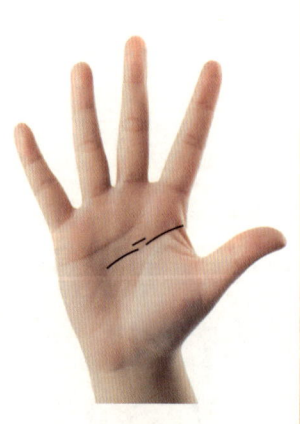

断续线

第三章 手诊分区

中医手诊分区理论是一种通过观察手掌不同区域的颜色、形态、纹理等变化来诊断人体健康状况的方法。这一理论源远流长，融合了中医学、中国古代哲学、解剖学和长期的临床实践，逐渐形成了系统的诊断方法。

古代民间医者通过长期实践，积累了丰富的手诊经验，逐步形成了早期的手诊方法。早在《内经》中，就有通过观察手部变化来判断健康状况的记载，认为手掌与五脏六腑有密切联系。根据手部区域特征来诊断疾病的最早记载见于《内经》中的鱼际络脉诊法。五行学说（木、火、土、金、水）为手诊分区理论奠定了基础，认为手掌的不同区域对应五脏六腑。阴阳学说将手掌的不同区域分为阴阳两部分，进一步丰富了手诊理论。随着八卦理论被引入手诊分区，将八卦（乾、坤、震、巽、坎、离、艮、兑）与手掌各部分的对应关系结合，形成了更加系统的手诊理论。九宫图的引入使手诊分区更加细致和准确，将手掌分为9个部分，每个部分对应一个内脏器官或身体部位，进一步完善了手诊分区理论。随着现代解剖学的发展，手诊理论得到了科学验证，有学者发现手掌的神经、血管分布与内脏器官有一定联系。大量的临床实践验证了手诊分区理论的有效性，现代中医通过大量病例研究，不断丰富和完善手诊分区理论。同时，现代医学影像技术和数据分析技术的应用，使手诊与现代医学诊断方法结合得更加紧密，推动了手诊分区理论的发展。

手诊经千年发展形成了不同的诊断流派与手部分区法，具有代表性的手部分区法主要为手诊八卦分区法、手诊星丘分区法。

第一节 手诊八卦分区

八卦是中国古代哲学和医学的重要概念，每个卦象都有特定的象征意义。八卦首见于《周易》，《周易·说卦》论述了后天八卦的排列顺序"帝出乎震……成言乎艮"，八卦方位"震，东方也……艮，东北之卦也"，对应脏腑器官"乾为首……兑为口"。《内经》将八卦与中医学相结合，如《灵枢·九宫八风》以北天极为中心，按照九宫八卦分为9个区域，通过时间、空间论述四隅八面的来风对人体的影响。八卦与手部的最早结合见于南唐宋齐邱所著《玉管照神局》中的掌法七十二格，北宋著名学者陈抟在其著作《麻衣神相》《紫微斗数》等中将九宫八卦分区引入手部，如《麻衣神相》以掌纹和九宫八卦为基础创立72手图。该书虽主要论述易学术数、命理内容，但其中包含许多疾病诊断、预测的内容。随着明清时期望诊体系的成熟，手诊八卦学说逐渐形成，如明代杨继洲所著的《针灸大成》记载"男子阳掌八卦图"及"女子阴掌八卦图"，并各配操作手法歌诀，如"一掐肺经，二掐离宫起至乾宫止"。清代是望诊研究的鼎盛时期，多部望诊专著成书，手诊也得到了极大的发展，如《望诊遵经》《形色外诊简摩》《四诊抉微》等，但对八卦论述多详于面诊而略于手诊。《清太医手诊谱》具体细化了手诊中九宫八卦的内容，但该图谱已经佚失，其内容只能从其他典籍中窥探。此后，手诊八卦学说不断发展，直至今日已成为手诊主流学说之一。

中医手诊八卦分区理论是将手掌分为8个区域，每个区域对应一个卦象和特定的脏腑器官。通过观察手掌各个区域的变化，如颜色、形态、纹理等，可以判断人体的健康状况。

第三章　手诊分区

震位

位置：震卦位于手掌大鱼际的上半部，生命线范围内的上方。

五行：属阴木。

象征意义：雷，震动之气，主导生发和激动。

代表功能：神经系统功能。

健康表现：该区隆起高耸，色泽红润，代表身体健康，精神正常。

异常表现：纹路散乱不整，出现"米"字状纹、五角星状纹等病理纹，提示精神紧张，易患神经官能症；该区肌肉凹陷，或肉硬而薄，生命线包绕区域狭窄，色泽苍白，提示生殖功能下降或内分泌系统疾病。

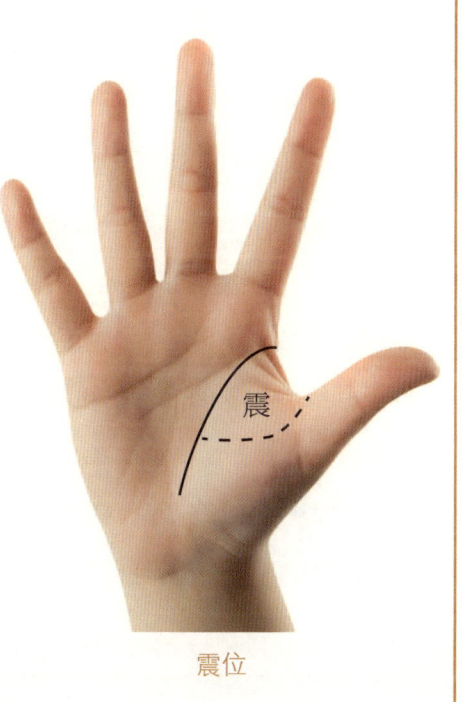

震位

巽位

位置：巽卦位于手掌食指下方。

五行：属阳木。

象征意义：风，顺柔之气，主导柔和与变化。

代表功能：肝胆功能。

健康表现：该区隆起高耸，色泽红润或粉红，代表肝胆功能正常。

异常表现：纹路散乱不整，皮肤粗糙，颜色暗沉，多提示肝胆功能异常，一般不善饮酒。

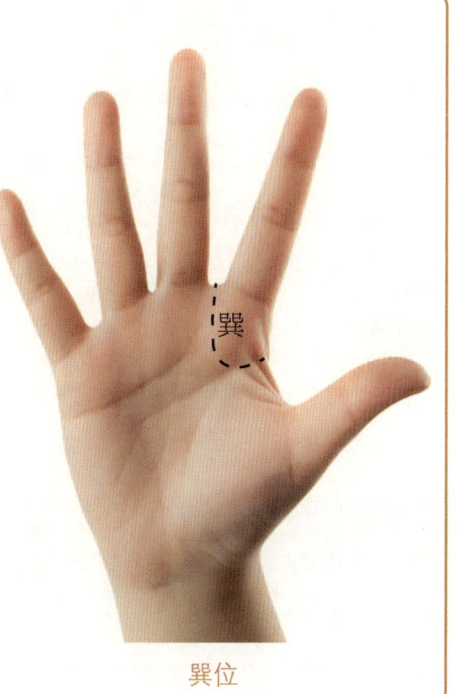

巽位

离 位

位置：离卦位于手掌中指和无名指的下方。

五行：属阳火。

象征意义：火，阳热之气，主导温暖和光明。

代表功能：主要代表心血管系统，也代表双眼。

健康表现：该区隆起高耸，色泽红润或粉红而无乱纹，代表心血管系统功能正常，视力良好。

异常表现：纹路散乱，颜色暗沉，提示心脏功能较差；若该区凹陷且有青筋，多提示心功能不全。

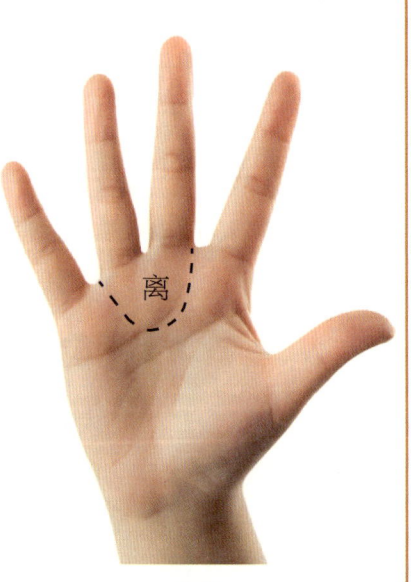

离位

坤 位

位置：坤卦位于手掌小指的下方。

五行：属阴土。

象征意义：地，阴柔之气，主导生养和承载。

代表功能：主要代表腹部器官的功能，如消化系统、泌尿系统、生殖系统等。

健康表现：该区隆起高耸，色泽红润，代表腹部肌肉坚实，消化、泌尿、生殖系统功能正常。

异常表现：纹路散乱，颜色暗沉，提示腹部肌肉松软无力，消化、泌尿系统功能较差；若该区凹陷，筋浮骨露且颜色苍白无华，多提示生殖系统异常。

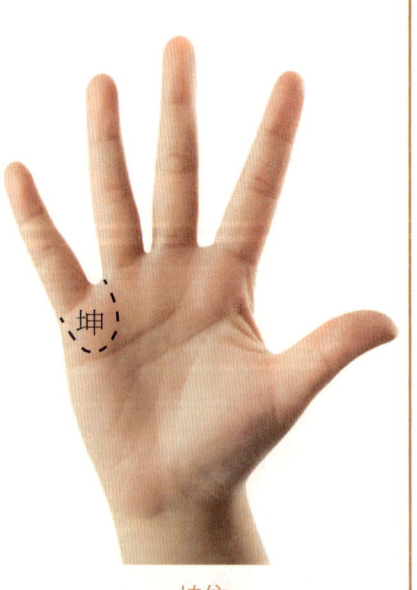

坤位

第三章　手诊分区

兑 位

位置：兑卦位于手掌小指下方小鱼际上1/2处。

五行：属阴金。

象征意义：泽，润泽之气，主导愉悦和交流。

代表功能：主要代表呼吸系统和大肠的功能。

健康表现：该区隆起高耸，色泽红润，代表元气充沛，呼吸系统和大肠的功能正常。

异常表现：纹路散乱，皮肤粗糙且颜色暗沉，代表呼吸系统功能低下，或火旺伤肺；若该区凹陷，筋浮骨露且颜色㿠白，多提示肺气肿或呼吸系统感染性疾病。

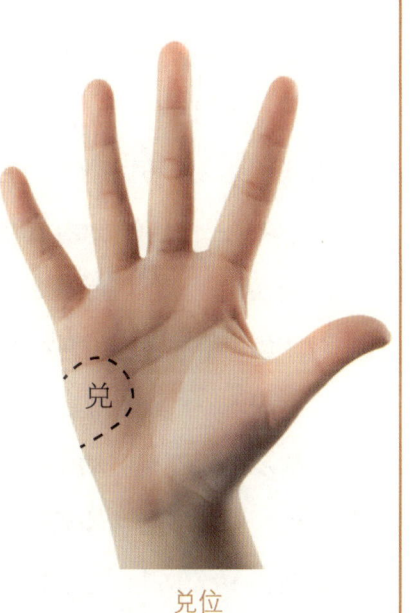

兑位

乾 位

位置：乾卦位于手掌兑位之下，腕横纹之上的区域。

五行：属阳金。

象征意义：天，阳刚之气，主导力量和坚固。

代表功能：主要代表呼吸系统和心理状态。

健康表现：该区隆起高耸，色泽红润，代表元气充沛，心理健康。

异常表现：纹路散乱，皮肤粗糙且颜色暗沉，代表心情郁结，多出现焦虑、抑郁、神经衰弱等心理不良状态；若该区凹陷，筋浮骨露且颜色㿠白，多提示呼吸系统功能异常。

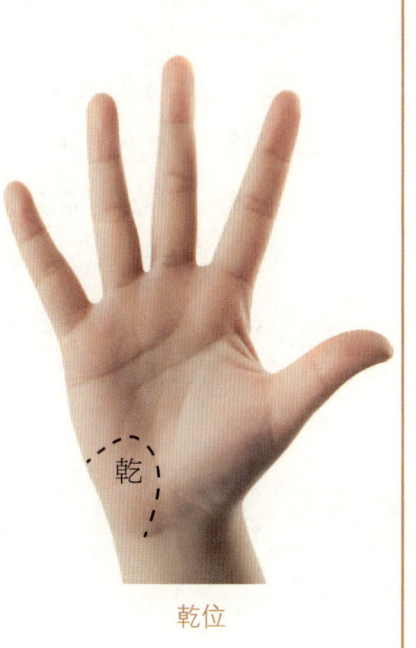

乾位

坎 位

位置：坎卦位于掌心下方的掌根部正中。

五行：属阴水。

象征意义：水，阴寒之气，主导流动和滋润。

代表功能：主要代表泌尿、生殖系统功能。

健康表现：该区隆起高耸，色泽红润，纹理光滑，代表泌尿、生殖系统功能良好。

异常表现：纹路散乱，皮肤粗糙且颜色暗沉，多提示先天不足，幼年体力较弱，长大后元气不足，易于疲劳，体质差；若该区凹陷，薄而无肉，手纹散乱、不完整或出现青筋者，多提示肾功能不足，不孕不育的可能性高。

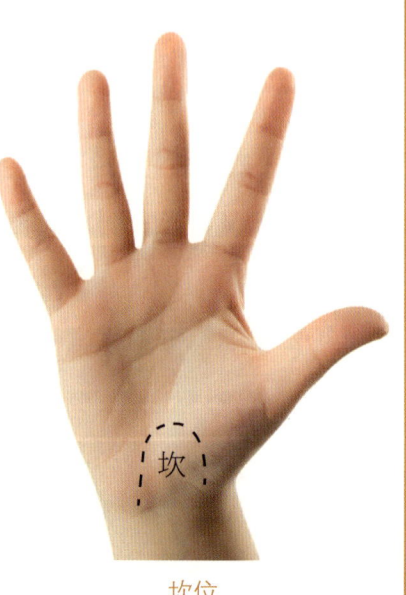

坎位

艮 位

位置：艮卦位于拇指下方大鱼际下 1/2 处。

五行：属阳土。

象征意义：山，稳定之气，主导停止和稳定。

代表功能：主要代表脾胃功能。

健康表现：该区隆起高耸，色泽红润，纹理光滑，代表脾胃功能良好，身强体健。

异常表现：纹路散乱，皮肤粗糙且颜色暗沉无华，多提示脾胃功能不佳，运化无力。

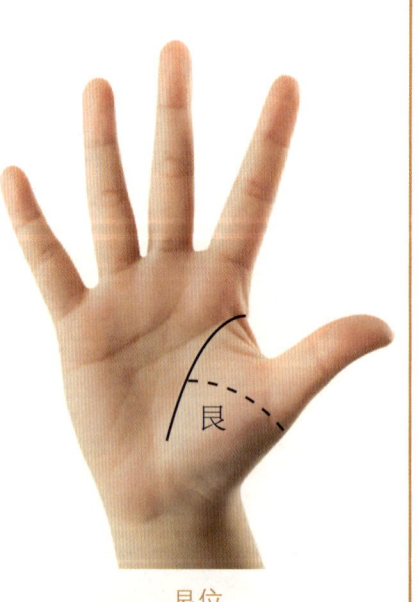

艮位

第二节　手诊星丘分区

手诊星丘学说理论起源于西方手相术，早在《圣经》及古希腊科学家亚里士多德撰写的《天论》中就有手部征象与人体关系的论述内容。18世纪，瑞士医学家拉巴德尔为西方手相术之集大成者，后世称为"泰西相学"。拉巴德尔总结前人经验，并根据太阳系中金星、木星、水星、火星、土星、太阳、月球、地球8种星体划分掌部区域，较为系统地构建了手诊星丘学说的理论体系。星丘学说于晚清时期传入中国并广泛传播，但中外均有学者认为手诊星丘学说分区法虽源于国外，其理论受到了中医五行学说与"天人合一"思想的影响。如星丘学说手部分区之划分与九宫八卦学说十分类似，除"离宫"对应"土星丘、太阳丘"二丘外，其余星丘区域均可与九宫区域形成相对应关系。西方手诊法传入中国后，黄龙于1945年出版了《手相学浅说》一书，该书是我国第一部手诊学专著，中西贯通，记载了手诊星丘学说中纹路诊断的内容，遗憾的是该书对掌心部星丘分布的记载较少。20世纪80年代，研究者开始系统地对西方星丘学说著作进行翻译，如1982年吴斌等翻译美国解剖学家布兰布利特所著的《手相之谜》，1989年王君等翻译日本学者大熊茅杨所著的《手相与健康》等。手诊星丘学说理论构建较系统，内容记载较丰富。近二十年，我国手诊学著作多单独设立章节论述手诊星丘学说内容，星丘学说亦为手诊主流学说之一。

手诊星丘分区中的"丘"代表掌心隆起的区域，"星"指将掌部按照太阳系中金星、木星、水星、火星、土星、太阳、月球、地球8种星体对各"丘"命名。这一理论源于国外，西欧、日本等地区和国家均有记载，与传统的手诊八卦分区理论类似，手诊星丘分区理论结合了手掌的解剖学特点和中医学理论，通过观察手掌各个丘的形态、颜色、纹理等变化，来诊断人体的健康状况。

太阳丘

位置：对应离宫，位于手掌无名指根部。

代表功能：反映神经系统、运动系统功能。

象征意义：太阳丘手纹杂乱，或出现岛纹者，提示易患神经衰弱。

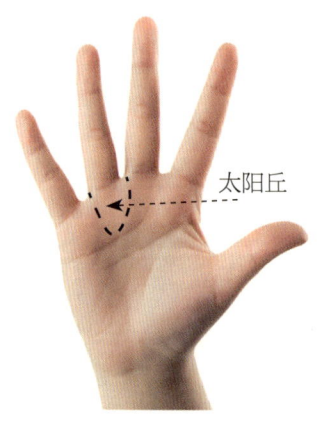

太阳丘

水星丘

位置：对应坤宫，位于手掌小指根部。

代表功能：反映泌尿系统、生殖系统功能。

象征意义：水星丘手纹杂乱，提示泌尿、生殖功能异常。

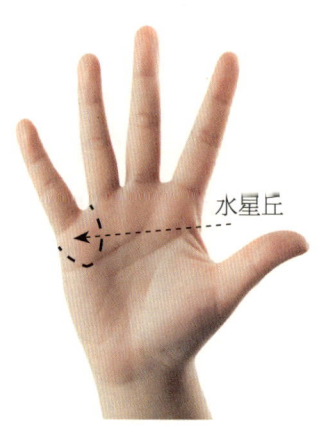

水星丘

第一火星丘

位置：对应震宫，位于手掌大鱼际的上半部。

代表功能：反映泌尿系统、生殖系统功能。

象征意义：第一火星丘手纹杂乱，提示泌尿、生殖功能异常。

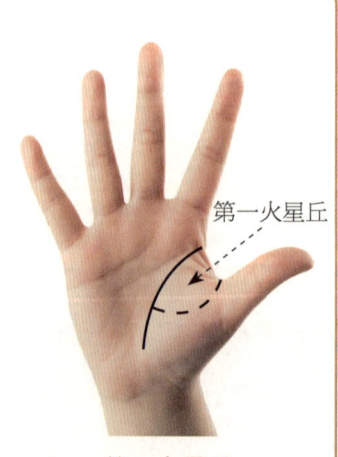

第一火星丘

第二火星丘

位置：对应兑宫，位于手掌小鱼际的上半部。

代表功能：反映呼吸系统和大肠功能。

象征意义：第二火星丘出现刈纹提示呼吸系统功能低下，易患感染性疾病；出现"井"字纹时多提示大肠功能不足，易出现泄泻。

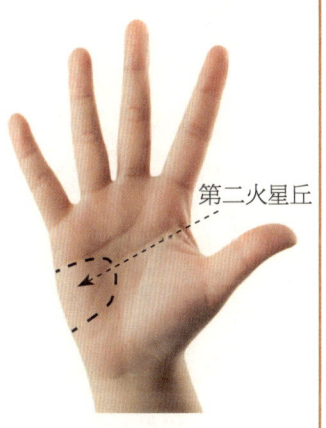

第二火星丘

月 丘

位置：对应乾宫，位于第二火星丘下方，腕横纹上方的区域。

代表功能：反映泌尿系统与生殖系统功能。

象征意义：月丘出现"井"字纹、"口"字纹等病理纹，提示生殖、泌尿系统异常。

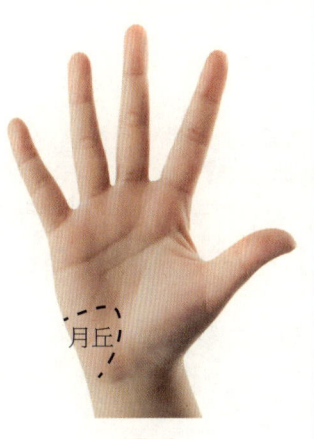

月丘

金星丘

位置：对应艮宫，位于手掌大鱼际下 1/2 处。

代表功能：反映脾胃功能。

象征意义：金星丘出现羽纹且颜色暗沉，多提示消化功能差。

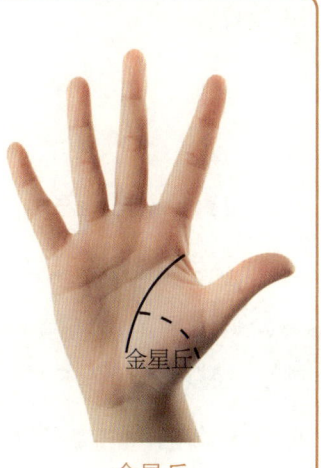

金星丘

地丘

位置：对应坎宫，位于手掌根部。

代表功能：反映泌尿系统、生殖系统功能。

象征意义：地丘部位手纹散乱者，多提示先天不足；生命线下方有分支向地丘斜切者，多提示生殖功能不足，易患不孕不育。

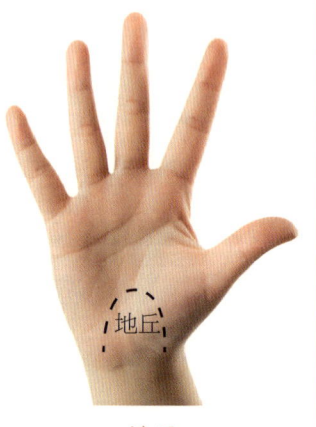

地丘

木星丘

位置：对应巽宫，位于手掌食指根部。

代表功能：反映肝脏功能、胆道功能。

象征意义：木星丘部位手纹散乱且颜色晦暗者，一般肝胆功能低下。

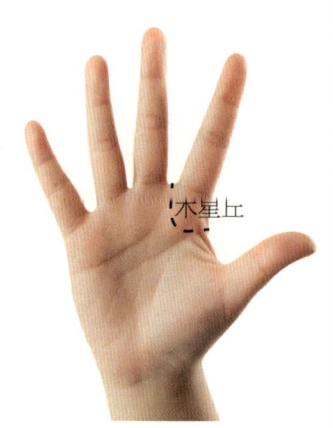

木星丘

土星丘

位置：对应离宫，位于手掌中指根部。

代表功能：反映心血管系统功能。

象征意义：土星丘部位手纹散乱且颜色红艳者，一般易患高血压等心血管疾病，尤其颜色深红、丘体高耸的时候症状明显。

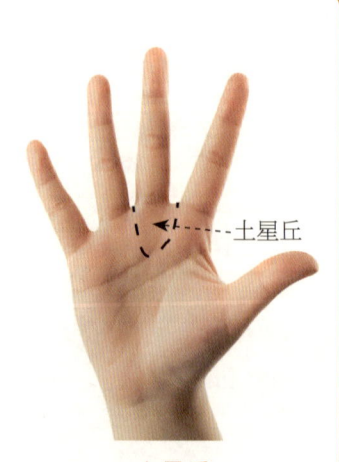

土星丘

第三节　手诊掌区对应关系

笔者结合传统手诊分区理论，在临床经验的基础上提出了新的手诊分区。食指下赤白肉际区为肝胆区，中指下方为心脑区，无名指下方代表眼和耳，小指下赤白肉际和掌根区代表泌尿、生殖系统，小鱼际处为肺区，掌心代表胃肠区，拇指桡侧和大鱼际赤白肉际处对应脊柱区。

手掌的各个赤白肉际以丰隆饱满圆润凸起为健康状态，以枯萎陷落晦暗为病态。手掌不同脏腑区、肢体区的赤白肉际形态提示着该区的内在状态。如果在手掌出现色素沉着、斑、痣，提示对应的脏腑出现功能失调，说明该部位相应的脏腑器官功能下降。年龄越大，人体功能衰退，脏腑负担越大，手部相应位置就会出现色素沉着。脏腑功能越低，痣就会越多，也会越来越大。儿童手掌很少长痣。

一、肝胆区

位置：食指下赤白肉际区。

异常表现：食指下赤白肉际出现病理纹，提示肝气郁结；若成丘团状青色加病理纹，多提示肝胆有瘀血，且多伴手掌整体呈青色；若该区微黄加病理纹，提示胆囊炎；若全手掌呈现明显深黄色，提示黄疸。

二、心脑区

位置：中指下方。

异常表现：中指下赤白肉际处出现深红色及病理纹，提示心脑血管病；中指下赤白肉际处有暗红色或连成片，提示高脂血症；心脑区有杂乱病理纹且智慧线与生命线连接处有红斑及病理纹，提示高血压。

三、眼耳区

位置：无名指下方。

异常表现：无名指下方赤白肉际处出现杂乱细纹多提示最近用眼过度，易眼干眼涩，高度近视者此区多出现典型病理纹；该区若出现青紫色、暗红色瘀斑瘀点且同时有耳部或眼部不适者，常提示眼、耳部炎症或肿物。

四、泌尿、生殖系统区

位置：小指下赤白肉际和掌根区。

异常表现：掌根部与小指下赤白肉际处出现病理纹、色泽暗，多提示肾功能异常；该区出现不规则砂砾状突起斑点，常提示肾结石；若该区出现三角纹、岛纹，且整体呈青黑态，青色进一步发展至晦暗，提示肾功能衰竭。

五、肺区

位置：小鱼际处。

异常表现：小鱼际处出现各种病理纹或黑痣，多提示呼吸系统疾患；若此区呈白中有青色，提示肺部瘀血；肺炎患者该区多出现白色、红棕色或白红相间斑点。

六、胃肠区

位置：中庭，即掌心。

异常表现：整体呈淡黄色，智慧线、生命线与玉柱线的三角位置有凹陷，提示脾胃虚弱；若大鱼际处有暗青色点，且掌心出现病理纹，多提示脾胃虚寒。

七、脊柱区

位置：拇指桡侧和大鱼际赤白肉际处。

第三章 手诊分区

异常表现：脊柱区与人体颈椎、胸椎、腰椎、骶骨、尾骨、盆腔及腿部、膝部依次对应，对应部位的岛纹、"米"字纹、菱形纹等病理纹提示相应节段炎症、疼痛或退行性病变。

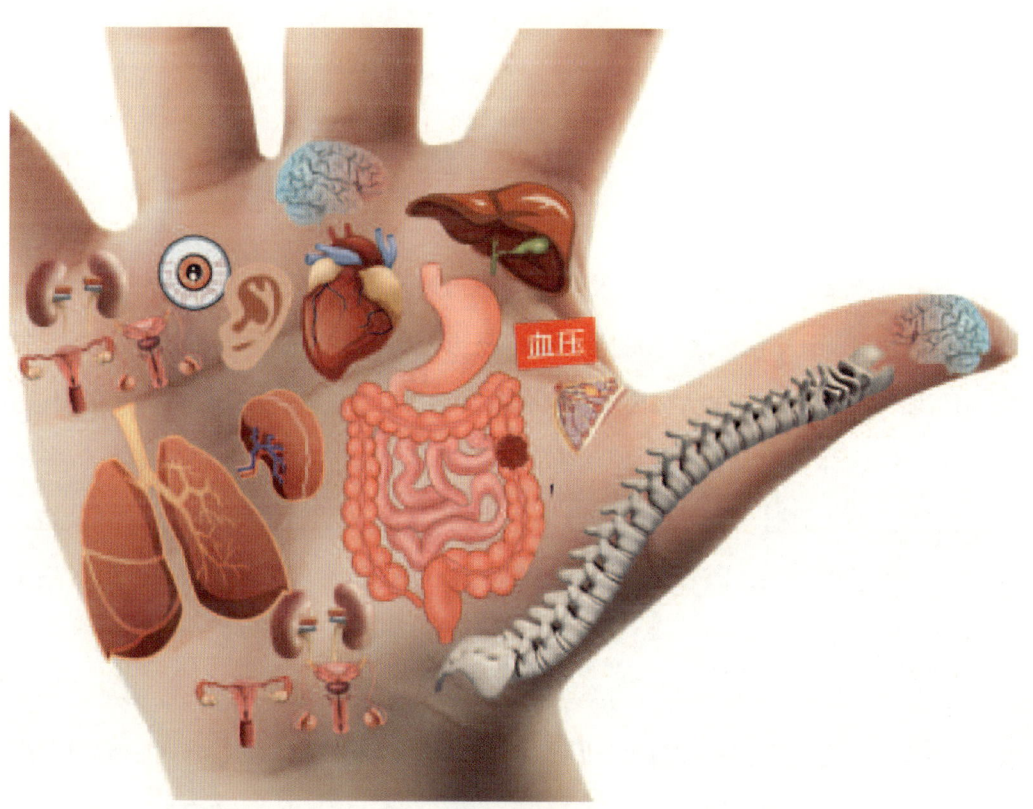

手诊分区对应图

第四章
不同体质的手诊表现及调理

中医体质学认为，体质的先天禀赋与后天形成过程都与疾病的发生、发展、预后及转归密不可分，人类的心理、生理及形态特征也均是体质稳定的特质。中医体质为改善患者的病理状态提供了条件，体现了因人制宜及"治未病"思想。

关于中医体质的论述，最早可追溯至《内经》，《内经》对于体质有多种分类方法，如《灵枢·阴阳二十五人》中的阴阳二十五种人、《素问·血气形志》中的形志苦乐分类法，以及《灵枢·行针》中的重阳型、重阳有阴型、阴多阳少型与阴阳和调型。东汉时期，张仲景在《伤寒杂病论》中从治疗疾病的角度着手，对体质有"亡血家""疮家""虚劳家""淋家"等描述。明代张景岳则认为体质有三类，分别是平脏、阴脏及阳脏。清代叶天士将人体体质划分为阳虚质和阴虚质，丰富了中医对于体质的认识。现代医家普遍认可的体质学说为王琦教授的九分法，即正常质、气虚质、阴虚质、阳虚质、痰湿质、瘀血质、气郁质、湿热质、特禀质。9种体质的分类是以阴阳气血津液及现代体质分类为基础，根据人体形态结构、生理特点、心理特点、反应状态划分出来的。

第一节　气虚体质

【体质特点】

基本特征为形体消瘦或偏胖，体倦乏力，面色苍白，语声低怯，常自汗出，且动则尤甚，心悸食少，舌淡苔白，脉虚弱。若患病则诸症加重，或伴有气短懒言，咳喘无力；或食少腹胀，大便溏泄；或脱肛，子宫脱垂；或心悸怔忡，精神疲惫；或腰膝酸软，小便频多，男子滑精早泄，女子白带清稀。

【手诊特点】

手掌绵软无力且颜色发白，血色淡；指腹及手掌各丘体干瘪、扁平；手指、手掌肌肉不饱满、弹性差，大鱼际更为明显，不饱满及弹性差的程度和气虚的程度成正比，劳累后弹性更差，欠光泽。另一个特点是拇指形态不畅直，拇指根部会变细；有部分人中指末节向小指一侧弯曲。

【调理原则】

1. 多食用健脾益气的食物，如粳米、糯米、粟米、红薯、大豆、豆腐、菱角、马铃薯、胡萝卜、牛肉、牛肚、兔肉、鲢鱼、鲫鱼、黄鱼、鲈鱼、蜂蜜、扁豆、山药、大枣等。

2. 气虚者多脾胃虚弱，运化无力，因此更要注意调理和顾护脾胃功能。忌食滋腻难化的食物，如肥肉、甜食、油炸食品等。

3. 忌食生冷、苦寒之品，如冷饮、大量生水果、苦寒的凉茶等，以免损伤脾胃。

4. 忌食破气耗气之品，如佛手柑、槟榔、柚子等。

5. 气虚体质在夏季和秋冬季需要多加注意。夏季天气炎热，伤阴耗气，会加重气虚体质的偏颇，故夏季宜食用滋阴益气的食物和药膳；秋季和冬季天气寒凉，容易阻遏气机，故秋冬季适宜服用温阳行气的食物和药膳。

【调理方法】

注：所涉及方子剂量均为标准剂量，具体用法用量谨遵医嘱。

饮食调理

人参茶

人参 3~5 g，大枣 5 枚。开水冲泡 10~15 分钟。代茶饮。可大补元气，安神益智。

山药薏米粥

山药、薏苡仁各 30 g，莲子（去心）15 g，大枣 3 枚，小米 50~100 g，白糖少许。将以上各药与小米共煮粥，粥熟后，加入白糖。空腹食。可健脾益气。

肉末扁豆山药煮鲫鱼

活鲫鱼 2 条（每条重约 250 g），鲜扁豆、山药各 20 g，肉 200 g（肥瘦各半），生姜、葱少量。活鲫鱼去内脏；扁豆、山药、肉、生姜放在一起剁碎，拌匀后放入鱼腹内，用食用油、盐、酱油红烧至熟。佐膳食用。可扶正固体，补中益气。

运动养生

气虚体质者可选用柔缓的传统健身功法，如太极拳、太极剑、八段锦、舞蹈、五禽戏等进行锻炼。从现代运动生理的角度分析，气虚体质者的脏腑功能状态低下主要是心肺功能不足，慢跑、健步走等也是有效加强心肺功能的锻炼方法，可适当选用。气虚体质的人机体体能偏低，所以无论进行哪种运动锻炼都要适可而止，只能微微见汗，不宜汗出过多。

第四章 不同体质的手诊表现及调理

保健穴位

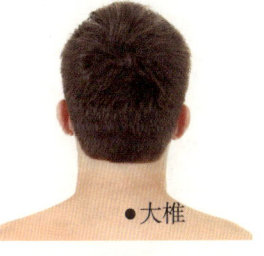
大椎

取穴：低头，项背交界椎骨高突处椎体，其下缘凹陷处（第七颈椎棘突下）即是大椎穴。

按摩：双手高频率摩擦，直至双手发热，用手掌贴着大椎穴左右或上下揉搓即可，也可以使用中指的指端旋转按摩。

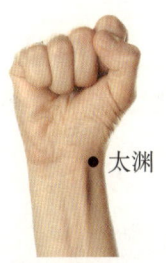
太渊

取穴：掌心向上，腕横纹外侧摸到桡动脉，其外侧即是太渊穴。

按摩：屈曲拇指，以拇指指甲尖垂直轻轻掐按，以有酸胀感为宜，分别掐按两侧太渊穴，每次1~3分钟。

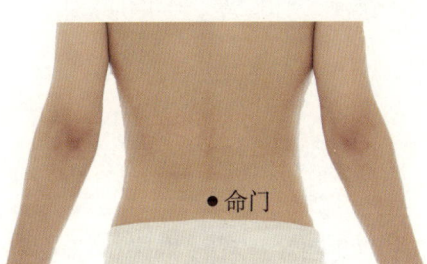
命门

取穴：在腰部后正中线上，第二腰椎棘突下凹陷处即是命门穴。

按摩：用掌根在命门穴上进行按揉，每次2~3分钟。

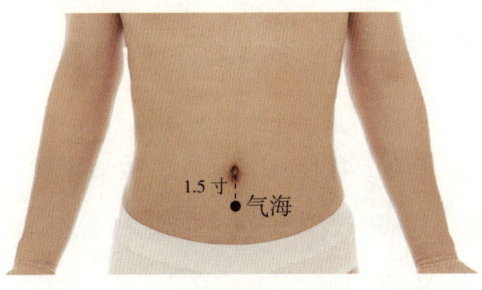
气海

取穴：在下腹部前正中线上，肚脐下约2横指（1.5寸）即是气海穴。

按摩：用掌根对气海穴进行顺时针揉动，每分钟30圈，每次5分钟。晨起空腹操作。

第二节　阳虚体质

【体质特点】

以寒象为主要特点，表现为疲倦怕冷，四肢冰冷，唇色苍白，少气懒言，嗜睡乏力，男性遗精，女性白带清稀，易腹泻，排尿次数频繁，性欲衰退等。阳虚体质的人平素畏冷，手足不温，易出汗，喜热饮食，精神不振，睡眠偏多。

【手诊特点】

阳虚体质者的最大特点是手的温度低，全手发凉。自我感觉怕冷，手掌颜色偏白，光泽度差。手掌偏薄，掌形、大小鱼际不饱满，弹性差，手指形态偏细长。有部分人拇指根部变细，小指短小、变细或弯曲。

【调理原则】

1.多食用温热性的食物，有温补阳气的作用，如羊肉、羊肾、狗肉、鹿肉、带鱼、黑鱼、板栗、荔枝、龙眼、核桃仁、韭菜、刀豆、茴香、洋葱、南瓜、熟藕、胡萝卜、生姜、辣椒等。

2.忌食生冷、苦寒之品，以免损伤阳气，如田螺、螃蟹、西瓜、黄瓜、苦瓜、绿豆、绿茶等。阳虚体质的人尤其要注意在盛夏季节不要贪恋冷食、冷饮，以免引起腹痛、腹泻等。

3.夏季多食寒凉冰镇之品，易损伤人之脾阳，影响脾胃运化，故宜少食，并适量服用温补脾阳之品；秋冬季天气寒凉，易损伤人体阳气，加重阳虚的偏颇，故宜适量服用温阳之品，并注意增加衣物，保暖防寒。

【调理方法】

注：所涉及方子剂量均为标准剂量，具体用法用量谨遵医嘱。

饮食调理

山楂核桃茶

核桃仁 150 g，白糖 200 g，山楂 50 g。将核桃仁浸泡洗净，加适量清水打成浆，装瓶加适量清水稀释；山楂洗净入锅，加适量清水，用中火煎熬 3 次，每次 20 分钟，过滤去渣取浓汁约 1 000 mL；把锅洗净后置于火上，倒入山楂汁，加入白糖搅拌，待溶化后，加入核桃浆，搅拌均匀，烧至微沸出锅服用。每日 100~120 mL，分 2~3 次饮用，代茶饮。可益肾补阳。

羊肉粥

瘦羊肉 250 g，萝卜适量，大米 150 g。羊肉与萝卜同炖，先去膻味，然后取出萝卜，放入大米熬粥。空腹食用。可益气补虚，温中暖下，利肾强阳。

韭菜炒鸡蛋

新鲜韭菜 100 g，鸡蛋 2 个。韭菜洗净切段，鸡蛋去壳搅匀，加植物油、食盐同炒。佐餐食。可温中养血，温肾暖腰膝。

运动养生

阳虚体质的人畏寒，比较容易受风寒侵袭，锻炼时应注意保暖避寒。根据中医理论"春夏养阳，秋冬养阴"的观点，阳虚体质的人锻炼时间最好选择春夏季，一天中又以阳光充足的上午为最好的时机，其他时间锻炼则应当在室内进行。冬季要避寒就温，春夏要注意培补阳气；做到"无厌于日"，即在春夏季多晒太阳，每次不少于 30 分钟。

此外，每日早晨用冷水洗脸也可使机体抵御寒冷的能力逐渐增强。对于年老及体弱之人，夏季不要在外露宿，不要让电风扇直吹，运动量不能过大，尤其注意不可大量出汗，以防汗出伤阳。

保健穴位

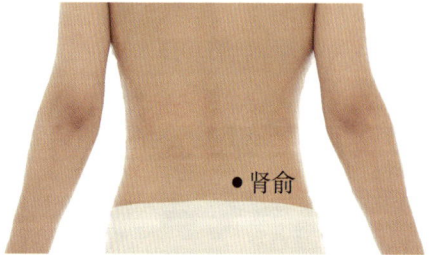

肾俞

肾俞

取穴：在腰部，第二腰椎棘突下凹陷处（即命门穴）旁开 2 横指（1.5 寸）即是肾俞穴。

按摩：用拇指或掌根在肾俞穴上进行按揉，每次 2~3 分钟。

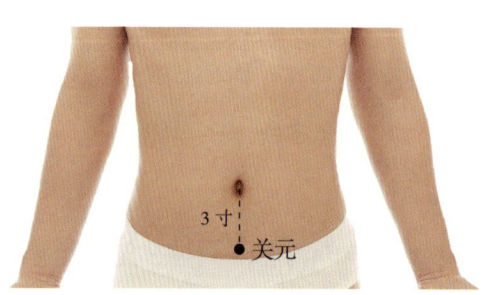

关元

关元

取穴：在下腹部前正中线上，肚脐下 3 寸即是关元穴。

按摩：用掌根对关元穴进行环状按揉，每次 2~3 分钟。也可选择双手交叉重叠，置于关元穴上稍用力，进行快速且小幅度上下推动按摩，可以顺时针或逆时针方向按摩。

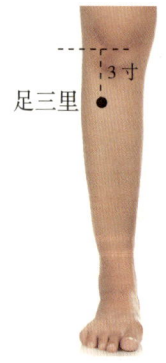

足三里

足三里

取穴：取坐位，双腿屈膝呈 90°，找到膝关节下方外侧的犊鼻穴，从此穴向下量 4 横指（3 寸）即是足三里穴。

按摩：用拇指在足三里穴进行按揉，每次 2~3 分钟。

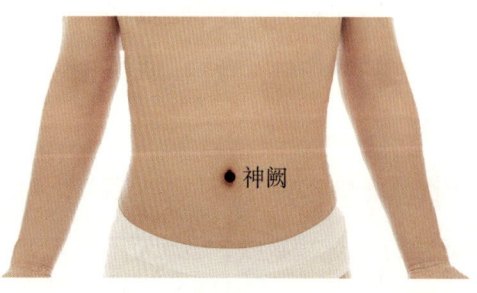

神阙

神阙

取穴：肚脐中央即是神阙穴。
操作：可用灸法。

第三节 阴虚体质

【体质特点】

阴虚体质的人常出现阴液不足和阴虚生内热证候,表现为形体消瘦,口燥咽干,两颧潮红,手足心热,潮热盗汗,心烦易怒,口干,舌干红、少苔,甚至光滑无苔。五脏阴虚在临床上均可见。

【手诊特点】

掌心温度高于手背温度,常觉掌心发热,甚至发烫。掌心颜色微红,手掌、手指形态细长。有部分人中指末节向小指一侧弯曲,手掌及手背皮肤干燥、易裂。

【调理原则】

1.多食用滋阴润燥的食物,如银耳、百合、雪梨、蜂蜜、甘蔗、黑芝麻、鸡蛋、甲鱼、燕窝、海参、牡蛎、墨鱼等。

2.少食辛辣食物,如葱、姜、蒜、韭菜、辣椒、花椒等。同时要戒烟限酒。

3.春季肝气郁结化火,易耗伤阴血,故宜食用清肝泻火之品;夏季汗液排泄多,易耗伤阴液,故宜食用滋阴益气之品;秋季燥邪偏盛,易伤及肺阴,宜食用滋阴润肺之品;冬季多食温热之品易化火伤阴,宜适量食用水果蔬菜,缓解阴虚状况。

【调理方法】

注：所涉及方子剂量均为标准剂量，具体用法用量谨遵医嘱。

饮食调理

甘蔗汁

新鲜甘蔗，不拘多少。甘蔗洗净后去皮，切成小段，榨取汁。每日 1~2 次，每次 1 杯。可清热、润燥、生津、止渴，并能解酒。

鸭肉大米粥

公鸭肉、大米各适量。二味共煮成粥，加盐调味即成。食用，每日 2 次。可滋阴补虚，利尿消肿。

银鱼豆腐

鲜银鱼 100 g（干品 30 g），嫩豆腐 500 g，芡实 30 g，猪油、酒、酱、姜末各适量。豆腐切块，用卝水烫过；烧好汤水，将银鱼、豆腐、芡实一起下锅，再放入猪油、酒、酱、姜末等调料。佐餐服食。可养胃阴，益中气，润肺止咳。

运动养生

阴虚体质的人是由体内津液精血等阴液不足造成的，运动的时候往往容易出现口渴干燥、面色潮红、小便少等症状。所以阴虚体质的人只适合做中小强度、间断性的身体练习。

阴虚体质的人大部分消瘦，阴虚火旺，皮肤干燥等。可以适当进行游泳锻炼，这样可以及时滋润肌肤，缓解皮肤干燥。还可以选择太极拳、太极剑等动静结合的传统健身项目，也可习练"六字诀"中的"嘘"字诀，以涵养肝气。锻炼时要控制出汗量，及时补充水分。忌夏练三伏和桑拿。

第四章 不同体质的手诊表现及调理

保健穴位

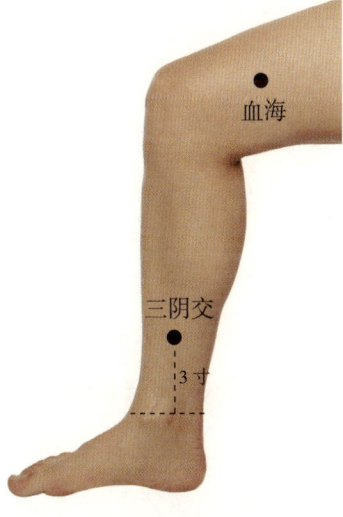
血海、三阴交

取穴：屈膝，在大腿内侧，髌骨内上缘向上3横指（2寸）即是血海穴。

按摩：拇指置于血海穴上，进行节律性按压揉动，每次2~3分钟。

血海

取穴：内踝尖上4横指（3寸），胫骨后凹陷处即是三阴交穴。

按摩：用拇指指腹进行按揉，以有酸胀感为宜，每次3分钟。

三阴交

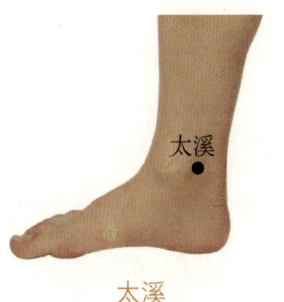
太溪

取穴：在足内侧，内踝后方，当内踝尖与跟腱之间的凹陷处即是太溪穴。

按摩：用拇指按压太溪穴3~5分钟，每日2次，力度以酸胀为度。

太溪

第四节　痰湿体质

【体质特点】

痰湿体质是指人体脏腑功能失调，引起气血津液运化失调，水湿停聚，聚湿成痰而成痰湿内蕴表现，常表现为形体肥胖，腹部肥满，胸闷，痰多，容易困倦，身重不爽，喜食肥甘醇酒，舌体胖大，舌苔白腻，发病时并见痰湿留滞部位不同而出现不同的症状。

【手诊特点】

手背、手掌皮肤油脂分泌旺盛，掌形多厚实，手掌颜色发暗；或手形无明显特点，但手掌易出汗，有部分人汗出发黏。

【调理原则】

1. 多食用健脾利湿、化痰祛湿的食物，如扁豆、薏苡仁等。

2. 多食甘淡、清淡之品，如玉米、蚕豆、黄豆、豆腐、红小豆、荸荠、枇杷、茄子、丝瓜、冬瓜、黄瓜、苦瓜、竹笋、白萝卜、胡萝卜、番茄、藕、茼蒿、茭白、芹菜、包菜、白菜、紫菜、海带、海蜇、柠檬、樱桃、杨梅、石榴等。

3. 忌食膏粱厚味之品，如肥肉、奶油、鳗鱼、蟹黄、鱼子、奶酪、巧克力等肥甘、油腻的食物。

4. 春季肝郁乘脾，影响脾胃运化，会加重痰湿偏颇，宜食用疏肝健脾之品；夏季暑湿困脾，影响水湿运化，宜食用健脾化湿之品；秋冬寒凉，易伤及脾阳，影响运化，宜食温经散寒化湿之品。

【调理方法】

注：所涉及方子剂量均为标准剂量，具体用法用量谨遵医嘱。

饮食调理

三豆饮

赤小豆、绿豆、黑豆各 100 g，白糖适量。三种豆子洗净，同入砂锅内水煎，煮烂，调入白糖。作饮料频饮。可清热利水。

山药扁豆粥

山药、白扁豆、大米各等量。山药洗净，去皮切片；白扁豆煮半熟，加大米、山药同煮成粥。空腹食用。可健脾化湿。

蚕豆炖牛肉

鲜蚕豆或水发干蚕豆 250 g，瘦牛肉 500 g，食盐少许。瘦牛肉切块，加蚕豆、食盐放砂锅中煨炖熟烂即可。食用。可健脾利湿。

运动养生

痰湿体质的人一般形体肥胖，容易疲倦，所以要根据自己的具体情况循序渐进，长期坚持运动锻炼，如散步、慢跑、乒乓球、羽毛球、网球、武术，以及适合自己的各种舞蹈。

痰湿体质的人要加强机体物质代谢，适当地促进能量消耗，应尽量选择低强度、长时间、不间断、有规律的运动项目，有氧运动很适合痰湿体质的人，所有中小强度、较长时间的全身运动都属于有氧运动，如划船、游泳、跑步、蹬自行车等。

痰湿体质的人一般体重较重，运动负荷强度较高时要注意运动的节奏，循序渐进地进行锻炼，确保人身安全。

保健穴位

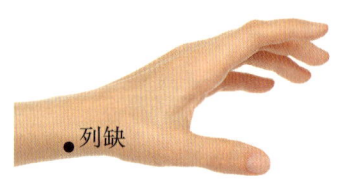

列缺

取穴：两手虎口自然平直交叉，一手食指按在另一手桡骨茎突上，指尖下凹陷中即是列缺穴。

按摩：用拇指指端按在列缺穴处，逐渐用力深压捻动，或用拇指指甲按掐列缺穴，做下掐上提的连续刺激。

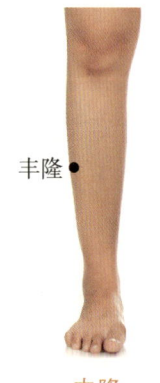

丰隆

取穴：坐位屈膝，先找到足三里，然后向下量约6横指（5寸）凹陷处即是丰隆穴。

按摩：腿伸直，以同侧手拇指置于穴位上，其余四指置于小腿后外侧固定，拇指稍用力按揉，以有酸胀感为度，每次按揉5~10分钟，每日可按揉多次。

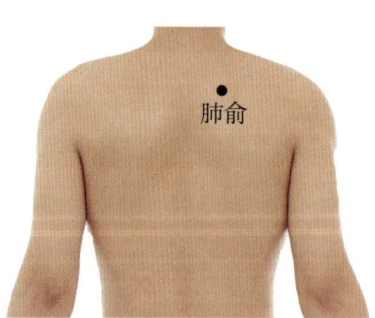

肺俞

取穴：大椎穴往下数2个椎体（第二胸椎棘突）下凹陷中，后正中线旁开2横指（1.5寸）即是肺俞穴。

按摩：用拇指或掌根在肺俞穴上进行按揉，每次3分钟。

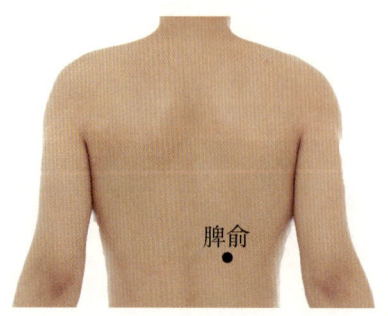

脾俞

取穴：肚脐水平线与后背脊柱相交的椎体位置往上数3个椎体（第十一胸椎棘突）下凹陷中，后正中线旁开2横指（1.5寸）即是脾俞穴。

按摩：用拇指或掌根在脾俞穴上进行按揉，每次5分钟。

第五节　湿热体质

【体质特点】

湿热体质的总体特征为湿热内蕴，以面垢油光、口苦、苔黄腻等湿热表现为主要特征。形体大多偏胖，常见表现为面垢油光，易生痤疮，口苦口干，身重困倦，大便黏滞不畅或燥结，小便短黄，男性易阴囊潮湿，女性易带下增多，舌质偏红，苔黄腻，脉滑数。

【手诊特点】

湿热体质者的手总是温暖、湿润的，以方形手掌居多，即手掌部位横、竖的长度基本相同，或差异较小。手指粗壮。人过中年，易出现掌心汗多且发黏、手掌颜色偏暗红、指丘过于饱满等特点，这就是高脂血症、糖尿病的发病迹象。

【调理原则】

1.多食用祛湿清热的食物，如赤小豆、绿豆、扁豆、蚕豆、薏苡仁、茯苓、莲子、黄瓜、苋菜、芹菜、苦瓜、冬瓜、西瓜、肉、鱼、海带等。

2.忌食肥甘厚味之品，如奶油、奶酪、肥肉、动物内脏、狗肉、鹿肉、羊肉、蟹黄、鱼子、巧克力等。

3.忌食生冷之品，如冰淇淋、冷冻饮料等。

4.少食辛辣之品，如姜、葱、蒜、辣椒、酒等。

5.春季肝郁化火，易助热，宜食用清肝泻热之品；夏季暑湿偏盛，易加重湿热偏颇，宜食清热利湿之品；秋燥助热，冬寒伤脾致湿，宜食用清热润燥、温脾化湿之品。

【调理方法】

注：所涉及方子剂量均为标准剂量，具体用法用量谨遵医嘱。

饮食调理

四味茶

藿香、佩兰叶、鲜竹叶、薏苡仁各 10 g。薏苡仁捣碎，余药切碎，煎汤，取汁。代茶频饮。可清热利湿。

冬瓜红豆粥

冬瓜 500 g，粳米 100 g，红豆 50 g，麻油、味精适量。将冬瓜洗净，切小块备用；红豆用水浸泡 4 小时备用。粳米淘洗净，放入锅内，冬瓜、红豆同时放入，倒入适量清水，置武火上煮沸后，改文火熬煮至豆烂、米开花时，调入麻油、味精即成。每日早、晚各服 1 小碗。可利小便，消水肿，清热毒，止烦渴。

蒜苗炒河蚌肉

蒜苗、河蚌肉各 250 g，蒜、姜、调料适量。蒜苗择洗净，切成 2~3 cm 长段；河蚌肉洗净，用刀背拍松，入沸水略烫后切成片，加黄酒、盐拌匀。菜油烧熟，降温片刻爆香蒜茸、姜末，下蒜苗煸炒半熟，入河蚌肉，调入精盐、白糖，沸煮 4 分钟，加味精。佐餐食。可清热利尿。

运动养生

湿热体质的人适合做大强度、大运动量的锻炼，如中长跑、游泳、爬山、各种球类、武术等，可以消耗体内多余的热量，排泄多余的水分，达到清热除湿的目的。湿热体质的人在运动时要适当地多用腹式呼吸按摩消化系统。运动时腹式呼吸可以使膈肌和腹肌的活动幅度增加，不仅可以加快消化器官的蠕动，还可以促进食物的消化和排空，有助于脾胃的运化。湿热体质的人性格急躁，可以选择棋类、太极拳、慢跑、游泳和骑车等慢而持久的运动。

保健穴位

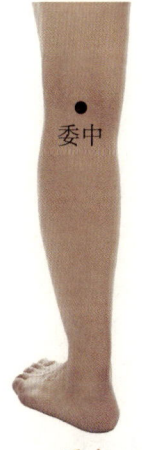

委中

取穴：在膝部后方，腘横纹中点，两肌腱间。

按摩：用拇指或食指按压，力度由轻到重，每次 3~5 分钟，可配合拍打（用空掌拍打至皮肤微红）。

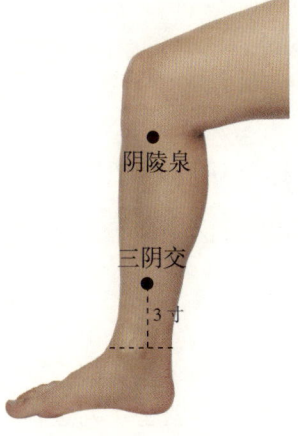

阴陵泉、三阴交

取穴：拇指沿小腿内侧骨内缘向上推，抵膝关节下，胫骨向内上弯曲凹陷处即是阴陵泉穴。

按摩：拇指指端放于阴陵泉穴处，先顺时针按揉 2 分钟，再点按 30 秒，以酸胀为度。

取穴：内踝尖上 4 横指（3 寸），胫骨后凹陷处即是三阴交穴。

按摩：用拇指指腹进行按揉，以有酸胀感为宜，每次 3 分钟。

太溪

取穴：在足内侧，内踝后方，当内踝尖与跟腱之间的凹陷处即是太溪穴。

按摩：用拇指按压太溪穴 3~5 分钟，每日 2 次，力度以酸胀为度。

第六节　气郁体质

【体质特点】

气郁体质是因长期情志不畅、气机郁滞而形成的以性格内向不稳定、忧郁脆弱、敏感多疑为主要表现的体质状态。气郁体质多见于中青年，尤其女性多见，性格多孤僻内向，易多愁善感，气量较狭小。气郁体质者的发病以肝为主，兼及心、胃、大肠、小肠。易伤情志及饮食，易产生气机不畅，如郁病、失眠、梅核气、惊恐等。

【手诊特点】

气郁体质者常见中指、无名指根部变细漏缝，这是肝胆失调、肝血不足、肝气郁滞的表现。重者掌色发青或发黄而没有光泽，手掌肝区颜色暗青。

【调理原则】

1. 多食行气解郁的食物，如金橘、橙子、柑橘、韭菜、茴香、刀豆等。

2. 多食用芳香开郁之品，如茉莉花、玫瑰花等。

3. 少食肥甘黏腻之品，如肥肉、奶油、鳗鱼、蟹黄、鱼子、奶酪、巧克力、油炸食品、甜食等。

4. 少食收敛酸涩之物，收敛酸涩之物易致气滞，如乌梅、泡菜、石榴、青梅、杨梅、酸枣、李子、柠檬等。

5. 春季肝气郁结，影响气机运行，需注意缓解情绪，多食疏肝理气之品。

【调理方法】

注：所涉及方子剂量均为标准剂量，具体用法用量谨遵医嘱。

饮食调理

玫瑰花茶

干玫瑰花瓣 6~10 g。放茶盅内，冲入沸水，加盖焗片刻。适量代茶饮。可疏肝解郁，理气止痛。

青皮粥

青皮 10 g，粳米 50 g。以青皮煎取药汁，粳米加水如常法煮粥，将熟时，加入青皮汁，调匀，再煮至熟。温热食用，每日 2 次。可疏肝破气，消积化滞。

茴香蛋

小茴香 15 g，鸡蛋 2 个，食盐 4.5 g。茴香、食盐同炒焦，研细，打入鸡蛋煎饼。每日 1 次，睡前以米酒送服，连服 4 日。可益肾祛寒，行气止痛。

运动养生

气郁体质的人锻炼方法主要有大强度、大负荷练习法，专项兴趣爱好锻炼法和体娱游戏法。大强度、大负荷的练习是一种很好的发泄式锻炼，如跑步、登山、游泳、打球、武术等，有鼓动气血，疏发肝气，促进食欲，改善睡眠的作用。有意识学习某一项技术性体育项目，定时进行练习，从提高技术水平上体会体育锻炼的乐趣，这是最好的方法。体娱游戏则有陶冶情操，促进人际交流，分散注意力，提高兴趣，理顺气机的作用，如下棋、瑜伽、打坐、放松训练等，兴奋的同时要入静。

气郁体质的人还常伴有焦虑状态，可选用太极拳、武术、五禽戏、摩面、叩齿、甩手等，调息养神。气郁体质的人气机运行不畅，可习练"六字诀"中的"嘘"字诀，以疏调肝气。

保健穴位

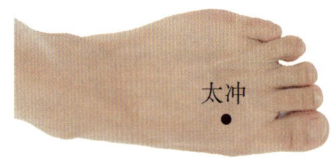

太冲

取穴：在足背部，沿第一、二趾间横纹向足背上推，推至有一凹陷处即是太冲穴。
按摩：拇指掐揉太冲穴3~5分钟。或食指按压该穴并前后滑动，轻柔按摩5~10分钟。

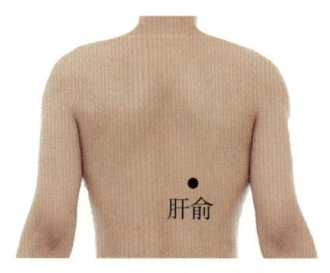

肝俞

取穴：在背部，肩胛下角水平与脊柱交点的凹陷处（第七胸椎棘突下）向下数2个椎体，旁开2横指（1.5寸）即是肝俞穴。
按摩：用双手拇指按压，向下推按3个椎体，重复5次，配合深呼吸。

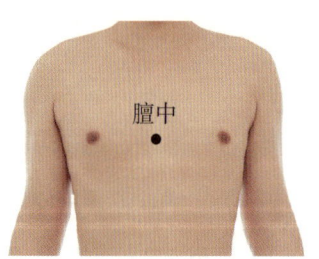

膻中

取穴：两乳头连线的中点即是膻中穴。
按摩：用中指指腹按揉膻中穴，每次2分钟。

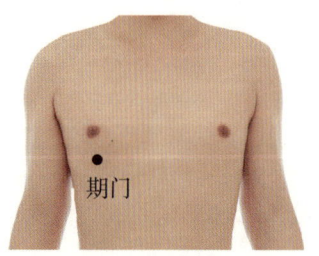

期门

取穴：在胸部，乳头直下，第六肋间隙中即是期门穴。
按摩：用拇指按揉期门穴，力度以微感酸痛为宜，每次按揉3分钟。

第七节　血瘀体质

【体质特点】

血瘀体质是指当人体脏腑功能失调时，易出现体内血液运行不畅或内出血不能消散而成瘀血内阻的体质，常表现为面色晦暗，皮肤粗糙呈褐色，色素沉着，或有紫斑，口唇暗淡，舌质青紫或有瘀点，脉细涩。常随瘀血阻滞脏腑经络部位不同而出现不同的症状。

【手诊特点】

手掌颜色暗红或发青，手掌、手指青筋显露。手指末端颜色暗红，与手指其他部位形成明显差异，重者手掌及手指整体颜色暗红、没有光泽，均提示血液黏滞度高，或有微循环障碍。掌纹颜色发暗、不红润，严重者手掌皮肤干枯、皲裂。

【调理原则】

1. 多食用活血祛瘀的食物，如油菜、茄子、韭菜、木耳、山楂、红糖、黄酒、醋等。

2. 多食用行气散结的食物，如大葱、茴香等。

3. 忌食寒凉、收涩之品，如乌梅、苦瓜、柿子、石榴等，以免影响血液运行。

4. 春季肝气郁结，易阻遏气机，影响血液运行，宜食用疏肝理气之品；夏季阴液耗伤严重，会导致血液不足，宜食用滋阴之品；秋冬寒凉，易影响血液运行，宜食用温经通脉、活血化瘀之品。

【调理方法】

注：所涉及方子剂量均为标准剂量，具体用法用量谨遵医嘱。

饮食调理

玫瑰饮

玫瑰 15 g。每日 1 剂，代茶徐饮。可活血化瘀。

桃仁山楂粥

桃仁、山楂、贝母各 9 g，荷叶半张，粳米 60 g。桃仁、山楂、贝母、荷叶煎汤，去渣后入粳米煮粥。每日 1 剂，共服 30 剂。可化痰化瘀。

清蒸黄鳝

黄鳝 250 g。黄鳝去肠脏洗净，加油、盐调味，隔水蒸熟。佐餐顿服。可通血脉，补虚损，祛风湿。

运动养生

血瘀体质的人经络气血运行不畅，运动是血瘀体质最简便、廉价的调体方法。通过运动可以使全身经络、气血通畅，五脏六腑调和。应多采用一些有益于促进气血运行的运动项目。坚持锻炼，如易筋经、保健功法、导引、按摩、太极拳、太极剑、五禽戏及各种舞蹈、步行健身法、徒手健身操等，达到改善体质的目的。血瘀体质的人心血管功能较弱，不宜做大强度、大负荷的体育锻炼。

保健穴位

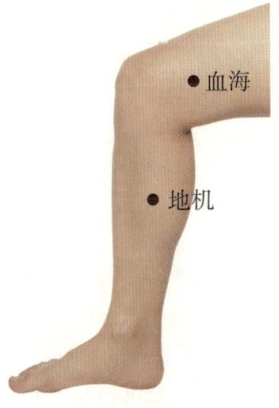

血海、地机

血海

取穴：屈膝，在大腿内侧，髌骨内上缘向上3横指（2寸）即是血海穴。

按摩：拇指置于血海穴上，进行节律性按压揉动，每次2~3分钟。

地机

取穴：阴陵泉下4横指（3寸），胫骨后凹陷处即是地机穴。

按摩：用拇指按压后顺时针揉动2分钟，晨起操作。

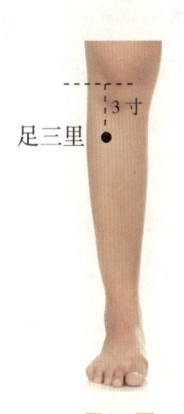

足三里

足三里

取穴：取坐位，双腿屈膝呈90°，找到膝关节下方外侧的犊鼻穴，从此穴向下量4横指（3寸）即是足三里穴。

按摩：用拇指在足三里穴进行按揉，每次2~3分钟。

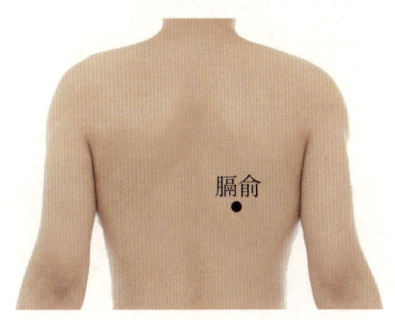

膈俞

膈俞

取穴：在背部，肩胛下角水平与脊柱交点的凹陷处（第七胸椎棘突下）旁开2横指（1.5寸）即是膈俞穴。

按摩：用拇指或掌根在膈俞穴上进行按揉，每次3分钟。

第八节　特禀体质

【体质特点】

特禀体质者先天失常，以生理缺陷、过敏反应等为主要特征。过敏体质者一般无特殊；先天禀赋异常者或有畸形，或有生理缺陷。特禀体质有多种表现，有人经常无原因鼻塞、打喷嚏、流鼻涕，容易患哮喘，容易对药物、食物、气味、花粉过敏；有人皮肤容易起荨麻疹，皮肤常因过敏出现紫红色瘀点、瘀斑。患遗传性疾病者有垂直遗传、先天性、家族性特征，遗传疾病如血友病、先天愚型及中医所称"五迟""五软""解颅"等。患胎传性疾病者具有母体影响胎儿个体生长发育及相关疾病特征，如胎寒、胎热、胎惊、胎肥、胎痫、胎弱等。

【手诊特点】

特禀体质者指甲有白点，按压指甲许久后才能恢复红润。指甲月牙少或无月牙。手瘦白枯，大小鱼际较薄。手心偏湿。可见通贯掌。

【调理原则】

1.饮食宜清淡、均衡，粗细搭配适当，荤素配伍合理。少食荞麦（含致敏物质荞麦荧光素）、蚕豆、白扁豆、牛肉、鹅肉、鲤鱼、虾、蟹、茄子、酒、辣椒、浓茶、咖啡等辛辣之品，腥膻发物及含致敏物质的食物。

2.保持室内清洁，被褥、床单要经常洗晒，室内装修后不宜立即搬进居住。春季减少室外活动时间，可防止花粉过敏。不宜养宠物。

3.起居应有规律，积极参加各种体育运动，避免情绪紧张。

【调理方法】

注：所涉及方子剂量均为标准剂量，具体用法用量谨遵医嘱。

饮食调理

玉屏风饮

黄芪 10 g，白术 10 g，防风 5 g，冰糖适量。将上药加水煎煮，稍加冰糖调味。每日 1 剂，代茶徐饮。可益气固表止汗。临床常用于过敏性鼻炎等过敏体质者。

固表粥

黄芪 20 g，当归 10 g，乌梅 10 g，粳米 100 g。黄芪、当归、乌梅放砂锅中加水煎开，再用小火慢煎成浓汁，取出药汁后，再加水煎开后取汁，用汁煮粳米成粥。加冰糖趁热食用。可益气养血脱敏。适合过敏体质，易发皮肤过敏者食用。

太子参麦冬护敏鸡汤

带骨鸡腿 1 只，太子参 15 g，麦冬 15 g，枸杞子 20 g，黑枣 20 g，百合 30 g，盐少许。先把鸡腿洗净、切块备用，药材装入药袋包，把药材与鸡腿放入锅中，并放入 1 000 mL 水炖煮，依个人口味加入食盐调味。佐餐顿服。可补气固本、滋阴润肺，改善过敏体质，增加免疫力，减缓过敏症状。

运动养生

根据年龄和性别进行适度的运动。每天保持半小时至 1 小时有氧运动，不可做过于强烈的运动，可适当跑步、打球或打太极拳、八段锦。积极参加体育运动，可增强体质，提高免疫力。

天气寒冷时锻炼要注意防寒保暖。过敏体质者要避免春季或季节交替时长时间在户外锻炼，防止过敏性疾病发作。

保健穴位

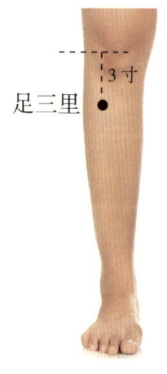

足三里

足三里
取穴：取坐位，双腿屈膝呈90°，找到膝关节下方外侧的犊鼻穴，从此穴向下量4横指（3寸）即是足三里穴。
按摩：用拇指在足三里穴进行按揉，每次2~3分钟。

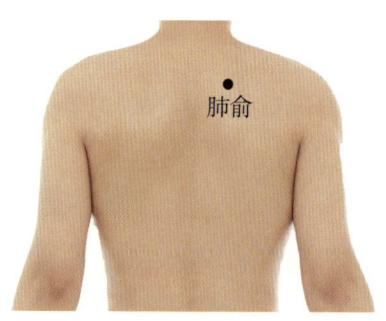

肺俞

肺俞
取穴：大椎穴往下数2个椎体（第二胸椎棘突）下凹陷中，后正中线旁开2横指（1.5寸）即是肺俞穴。
按摩：用拇指或掌根在肺俞穴上进行按揉，每次3分钟。

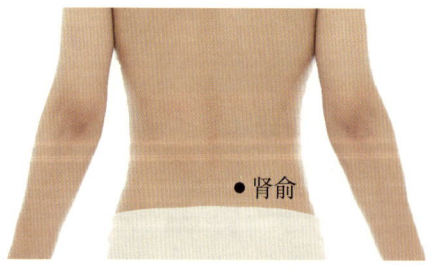

肾俞

肾俞
取穴：在腰部，第二腰椎棘突下凹陷处（即命门穴）旁开2横指（1.5寸）即是肾俞穴。
按摩：用拇指或掌根在肾俞穴上进行按揉，每次2~3分钟。

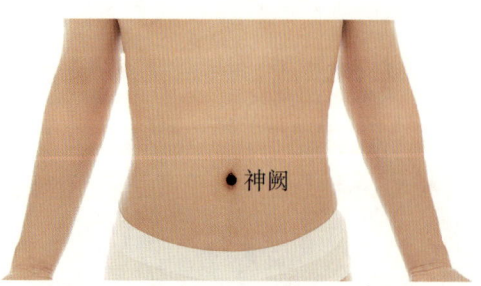

神阙

神阙
取穴：肚脐中央即是神阙穴。
操作：可用灸法。

第五章 六淫致病的手诊表现及调理

风、寒、暑、湿、燥、火,古人认为是自然界致病的六种病因,即诱发疾病的六种外因,也称为"六淫"。古人认为人体的生理及病变,都要顺应四时的变化而变化。手作为机体整体的一部分,也会随四时节气的变化而变化。

第一节 风 邪

风为春季的主气。风气淫胜,伤人致病,则为风邪。风虽为春季主气,但终岁常在。因此,风邪为病,四季常有,以春季为多见。风邪来去疾速,善动不居,变化无常;其性轻扬开泄、动摇,且无孔不入。风邪侵人多从皮毛而入,引起外风病证。

【致病特点】

1. 风为百病之长

风邪是外感病的先导,寒、湿、燥、热等邪,往往都依附于风而侵犯人体。故风者,百病之始也。

2. 风为阳邪,其性开泄

因风性轻扬升散,有向上向外的趋势,易伤人上部,易犯肌表。肺为五脏之华盖,风伤于肺则肺气不宣,故鼻塞流涕,咽痒咳嗽。

3. 善行数变

《素问·风论》说："风气藏于皮肤之间，内不得通，外不得泄。风者，善行而数变。"因风性善行，风邪致病常表现为病位游走不定，变化无常，如行痹、荨麻疹、风疹等症。因其数变，故表现为发病急，变化多端。

4. 风性主动

因其动摇不定，风邪致病表现为四肢抽搐、角弓反张、直视上吊等症状。邪伤营血，筋脉失养，以致肝风内动。

【手诊特点】

感受风邪，部分人手易抖动。手部温暖或微出汗，指甲较脆、有月白，皮肤干燥、易出现死皮，在食指下赤白肉际处或小鱼际部位易出现病理纹。

保健穴位

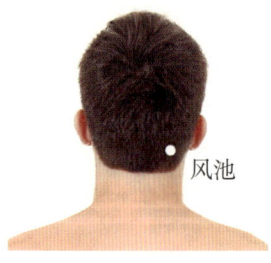

风池

风池

取穴：双手掌心贴住耳朵，十指自然张开抱头，拇指往上推，在项部与发际的交接处各有一凹陷即是风池穴。

按摩：用拇指、中指同时按揉两侧风池，来回捏揉，也可以用食指放在风池穴上，加强力度，另一只手按头，起固定作用，以免在按摩过程中头来回晃动。

风府

风府

取穴：在后正中线上，后发际正中直上1寸即是风府穴。

按摩：用中指由上向下按摩风府穴，注意按压时力度要适中，每次按摩2分钟，或者根据需要而定。

保健穴位

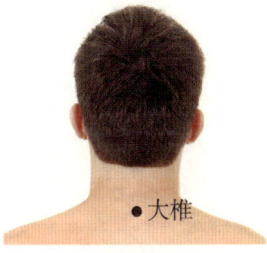
大椎

取穴：低头，项背交界椎骨高突处椎体，其下缘凹陷处（第七颈椎棘突下）即是大椎穴。

按摩：双手高频率摩擦，直至双手发热，用手掌贴着大椎穴左右或上下揉搓即可，也可以使用中指的指端旋转按摩。

大椎

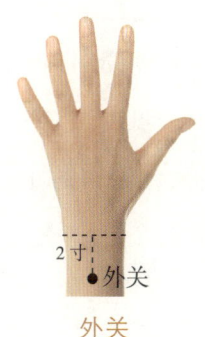
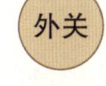
外关

取穴：掌腕背横纹中点直上3横指（2寸），前臂两骨之间的凹陷处即是外关穴。

按摩：用拇指指腹按、揉、搓外关穴，各种手法交替进行，点按时力量不可过重，每侧穴位按摩3~5分钟，两侧交替进行。

外关

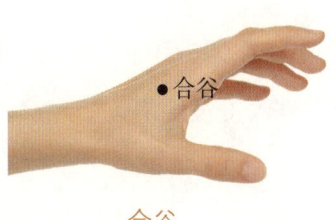
合谷

取穴：以一手的拇指指间关节横纹，放在另一手拇、食指之间的指蹼缘上，当拇指尖下即是合谷穴。

按摩：拇指和食指相对用力捏拿。

合谷

第二节 寒 邪

寒，意味着自然界的气温降低，表现为寒冷、冰冻、凝结的现象。因此，寒邪有寒冷、凝结、收引等特征。

【致病特点】

1. 寒为阴邪，易伤阳气

《素问·阴阳应象大论》说："阴胜则寒。"所以寒邪容易损伤阳气。寒邪侵犯人体深浅部位不同，有表寒、里寒之别。表寒是寒邪侵袭肌表，卫阳被遏，会出现恶寒、发热等症；里寒系寒邪直犯内部脏腑，阳气折损，从而影响其功能，如寒邪侵及脾胃，导致阴盛阳伤，可见脘腹冷痛、泻稀水便等。

2. 寒性凝滞，主痛

人体阳气有推动、温煦的作用，寒邪容易损伤人体阳气，阳气损伤，经脉寒凝导致气血运行不畅，瘀血内停，不通则痛，故见疼痛。

3. 寒性收引

《素问·举痛论》说："寒则气收。"寒邪入侵人体，使经脉、腠理、毛孔闭塞。卫阳郁闭，从而引发太阳表实证而见恶寒、无汗等，或者寒邪侵及经络关节致痛痹。

【手诊特点】

感受寒邪，手掌色白，无汗，局部温度变凉，易有青色络脉出现，小鱼际处可见微红点状颗粒，手掌根部及小指下赤白肉际处易出现病理纹。

保健穴位

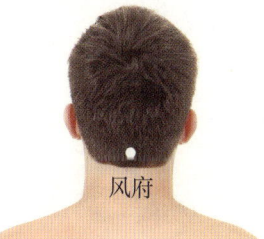
风府

风府

取穴：在后正中线上，后发际正中直上1寸即是风府穴。

按摩：用中指由上向下按摩风府穴，注意按压时力度要适中，每次按摩2分钟，或者根据需要而定。

外关

外关

取穴：掌腕背横纹中点直上3横指（2寸），前臂两骨之间的凹陷处即是外关穴。

按摩：用拇指指腹按、揉、搓外关穴，各种手法交替进行，点按时力量不可过重，每侧穴位按摩3~5分钟，两侧交替进行。

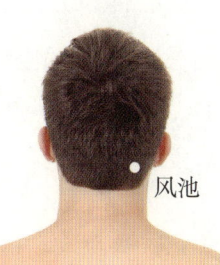
风池

风池

取穴：双手掌心贴住耳朵，十指自然张开抱头，拇指往上推，在项部与发际的交接处各有一凹陷即是风池穴。

按摩：用拇指、中指同时按揉两侧风池，来回捏揉，也可以用食指放在风池穴上，加强力度，另一只手按头，起固定作用，以免在按摩过程中头来回晃动。

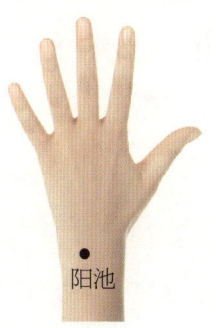
阳池

阳池

取穴：在腕背横纹中，指伸肌腱尺侧缘凹陷中即是阳池穴。

按摩：拇指按压，配合腕关节适度轻缓活动，每次2分钟。

第三节 暑 邪

暑是夏季的主气。《素问·热论》说:"先夏至日者为病温,后夏至日者为病暑。"暑邪致病,病情轻者为"伤暑";发病急,病情重者为"中暑"。

【致病特点】

1. 暑性炎热

暑为夏月炎暑,盛夏之火气,具有酷热之性,火热属阳,故暑属阳邪。暑邪伤人多表现出一系列阳热症状,如高热、心烦、面赤、烦躁、脉洪大等,称为"伤暑"。

2. 暑性升散

升散,即上升发散之意。升,指暑邪易上犯头目,内扰心神,因为暑邪易入心经;散,指暑邪为害,易伤津耗气。暑为阳邪,阳性升发,故暑邪侵犯人体多直中气分,可致腠理开泄而大汗出。汗多伤津,津液亏损,出现口渴喜饮、唇干舌燥、尿赤短少等症。大量汗出时,往往气随津泄,导致气虚,故伤于暑者,常可见到气短乏力,甚则突然昏倒,不省人事,称为"中暑"。

3. 暑多挟湿

暑季不仅气候炎热,且常多雨而潮湿,热蒸湿动,湿热弥漫空间,人身之所及,呼吸之所受,均不离湿热之气。暑令湿胜必多兼感。其临床特征除发热、烦渴等暑热症状外,常兼见四肢困倦、胸闷呕恶、大便溏泄不爽等湿阻症状。

【手诊特点】

感受暑邪,表现为手掌红,甚至绛红色,大汗,局部温度高,中指下赤白肉际处易出现病理纹。

第五章 六淫致病的手诊表现及调理

保健穴位

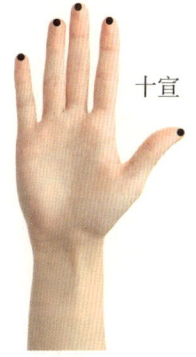
十宣

十宣

取穴：在十指尖端，距指甲游离缘 0.1 寸，左右共 10 个穴位。

按摩：用拇指指甲用力反复重掐十宣，以有酸痛感为主，每次刺激总时间以不超过 5 分钟为宜。

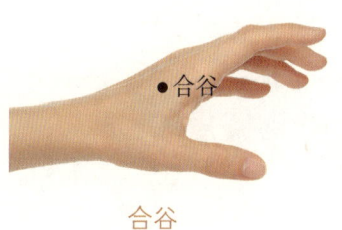
合谷

合谷

取穴：以一手的拇指指间关节横纹，放在另一手拇、食指之间的指蹼缘上，当拇指尖下即是合谷穴。

按摩：拇指和食指相对用力捏拿。

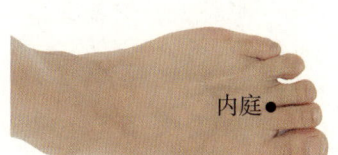
内庭

内庭

取穴：在足背，第二、三趾间，趾蹼缘后方赤白肉际处。

按摩：用拇指指腹匀速回旋按揉 2~3 分钟。

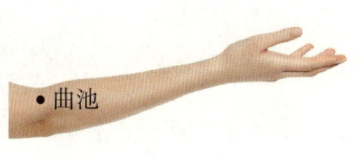
曲池

曲池

取穴：屈肘呈直角，先找到肘横纹桡侧终点，再找到肱骨外上髁，二者连线中点处即是曲池穴。

按摩：用拇指指腹按压曲池穴，按压时用力要由轻到重，稳而持续。

第四节 湿 邪

湿是自然界的潮湿之气,所以长期阴雨,居处潮湿,涉水淋雨或出汗后湿衣未及时更换等因素,都可能导致感受湿邪而患病。湿属阴邪,性质重浊而黏腻。《素问·气交变大论》说:"岁水不及,湿乃大行,长气反用,其化乃速,暑雨数至,上应镇星。民病腹满身重,濡泄,寒疡流水,腰股痛发,腘腨股膝不便,烦冤,足痿清厥,脚下痛,甚则胕肿。"古人认为,湿属于土,土属于脾。湿邪能阻滞气的运动,妨碍脾的运化。

【致病特点】

1. 湿为阴邪,易损伤阳气,阻遏气机

湿为重浊有质之邪,与水同类,故属阴邪。阴邪侵入,机体阳气与之抗争,故湿邪侵入易伤阳气。脾主运化水液,性喜燥而恶湿,故外感湿邪常易困脾,致脾阳不振,运化无权,从而使水湿内生、停聚,发为泄泻、水肿、尿少等症。

2. 湿性重浊

湿性重浊,指湿邪致病出现以沉重感为特征的临床表现,如头身困重、四肢酸楚沉重等。若湿邪外袭肌表,困遏清阳,清阳不升,则头重如束布帛。湿邪阻滞经络关节,阳气不得布达,则可见肌肤不仁、关节疼痛重着等,称为"湿痹"或"着痹"。

3. 湿性黏滞

湿邪致病,其黏腻停滞的特性主要表现在两个方面。一是症状的黏滞性,如排泄物和分泌物多滞涩不畅,痢疾大便排泄不爽,淋证小便滞涩不畅,以及口黏、口甘和舌苔厚滑黏腻等,皆为湿邪为病的常见症状。二是病程的缠绵性,因湿性黏滞,易阻滞气机,气不行则湿不化,其体胶着难解,故起病缓慢,病程较长,

第五章 六淫致病的手诊表现及调理

反复发作或缠绵难愈。

4. 湿性趋下，易袭阴位

湿邪为重浊有质之邪，类水属阴而有趋下之势，人体下部亦属阴，同类相求，故湿邪为病，多易伤及人体下部，如出现下肢水肿、下肢关节肌肉酸痛、带下、泻痢等病。所以《素问·太阴阳明论》有"伤于湿者，下先受之"之说。

【手诊特点】

感受湿邪，手掌及手指感觉粗胀，关节疼痛，严重者关节变形，手心扁平、有汗，智慧线、生命线与玉柱线的三角位置（掌心处）及大鱼际处易见病理纹。

保健穴位

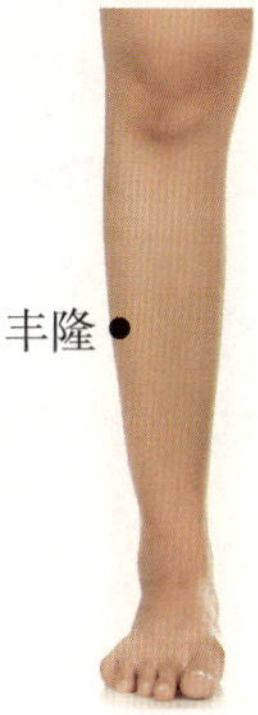

丰隆

取穴：坐位屈膝，先找到足三里，然后向下量约6横指（5寸）凹陷处即是丰隆穴。

按摩：腿伸直，以同侧手拇指置于穴位上，其余四指置于小腿后外侧固定，拇指稍用力按揉，以有酸胀感为度，每次按揉5~10分钟，每日可按揉多次。

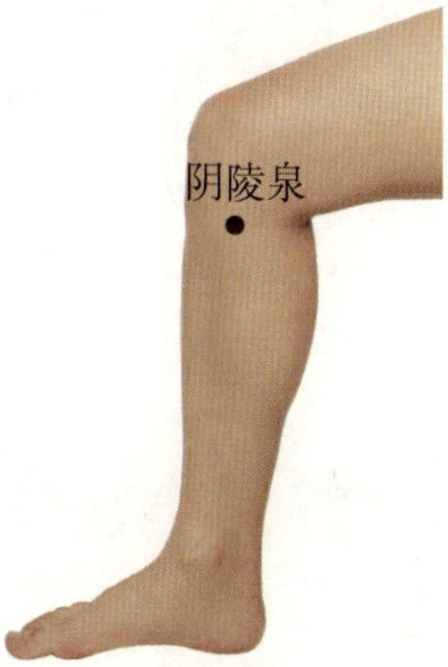

阴陵泉

取穴：拇指沿小腿内侧骨内缘向上推，抵膝关节下，胫骨向内上弯曲凹陷处即是阴陵泉穴。

按摩：拇指指端放于阴陵泉穴处，先顺时针按揉2分钟，再点按30秒，以酸胀为度。

第五节 燥 邪

燥是秋天的主气。在自然界中具有干燥、收敛、清肃特性的外邪称为"燥邪"。燥邪伤人多见于气候干燥的秋季，故又称"秋燥"。燥邪多从口鼻而入，其病常从肺卫开始。燥邪致病，干燥且易伤津液，表现为体表肌肤和体内脏腑缺乏津液、干枯不润的症状，如口鼻干燥、皮肤干燥皲裂等。肺为娇脏，外合皮毛，外感燥邪最易伤肺，而致干咳少痰、口鼻干燥。

【致病特点】

1. 燥性干涩，易伤津液

燥为秋季肃杀之气所化，其性干涩枯涸，故曰"燥胜则干"。燥邪为害，最易耗伤人体津液，形成阴津亏损的病变。燥为缺乏津液的表现，燥邪侵犯人体最易损伤机体阴液，使皮肤、孔窍失于滋养而出现各种干燥、毛发干枯不荣、小便短少、大便干等症状。

2. 燥易伤肺

肺为五脏六腑之华盖，为娇脏，喜润而恶燥，肺主气、司呼吸，与外界大气直接相通。肺开窍于鼻，外合皮毛，故燥邪伤人，最易损伤肺津，影响肺的宣发肃降生理功能，从而出现干咳少痰，或痰液胶黏难咳，或痰中带血，以及喘息胸痛等症。同时，肺与大肠相表里，燥邪自肺影响到大肠，则可出现大便干燥不畅等症。

【手诊特点】

感受燥邪，手掌及手指皮肤干涩皲裂，指甲易断裂，手无汗，小鱼际及大鱼际处易见病理纹。

第五章 六淫致病的手诊表现及调理

保健穴位

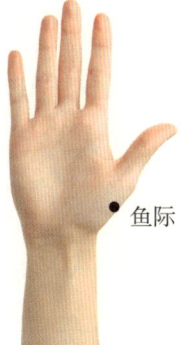
鱼际

鱼际

取穴：在手外侧，第一掌骨桡侧中点赤白肉际处即是鱼际穴。

按摩：用拇指或食指指腹按压在鱼际穴上，力度以感觉酸痛为佳，保持约30秒后松开，如此反复按压，每次3~5分钟。

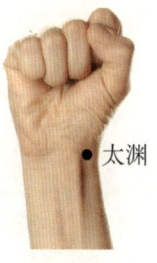
太渊

太渊

取穴：掌心向上，腕横纹外侧摸到桡动脉，其外侧即是太渊穴。

按摩：屈曲拇指，以拇指指甲尖垂直轻轻掐按，以有酸胀感为宜，分别掐按两侧太渊穴，每次1~3分钟。

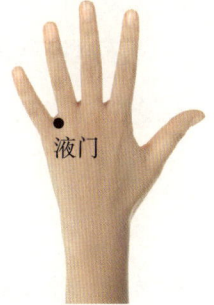
液门

液门

取穴：在手背部，无名指、小指指缝间，第四、五掌指关节前可触及一凹陷处即是液门穴。

按摩：用拇指指尖或指甲尖垂直掐按穴位，有酸胀的感觉，分别掐按两侧液门穴，每日早、晚各掐按1次，每次1~3分钟。

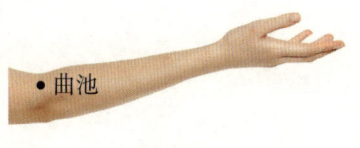
曲池

曲池

取穴：屈肘呈直角，先找到肘横纹桡侧终点，再找到肱骨外上髁，二者连线中点处即是曲池穴。

按摩：用拇指指腹按压曲池穴，按压时用力要由轻到重，稳而持续。

第六节 火 邪

火邪，一般称为"温热之邪"。因为感受风、寒、暑、湿、燥等六淫之邪，在一定条件下均可以化为火邪，故有"六气皆从火化"之说。

【致病特点】

1. 火热为阳邪，易伤津耗气，其性躁动

火为阳邪。《素问·阴阳应象大论》说"阳胜则热"，所以温热之邪为患，多见高热、心烦、口渴、面红、目赤、尿短赤、脉洪大等阳热盛的症状。

2. 火热之邪炎上

火热具有向上燔灼的特性，故临床上火热病症多见于上部，如头痛、面红、咽喉红肿、牙龈肿痛、口腔糜烂等。

3. 火热易生风动血

火热燔灼肝经，劫耗津血，导致经脉失养而肝风内动，以及热极生风，出现高热、神昏、四肢抽搐、两目上视、角弓反张等症状；火热之邪迫血妄行，或灼伤脉络，引起各种出血病症，如吐血、衄血、便血、尿血、皮肤发斑、崩漏等。

4. 火热易扰心神

火热与心相通应，入于营血，扰乱心神，可出现心烦失眠或狂躁不安、神昏谵语等症状。

5. 火热易致疮痈

火热之邪入于血分，聚于局部，腐蚀血肉，而发为疮疡痈肿，临床上多以局部红肿热痛为特征。

第五章 六淫致病的手诊表现及调理

【手诊特点】

感受火邪,手掌呈红色或绛红色,手心热,出汗。中指下赤白肉际处及无名指下赤白肉际处易出现病理纹。但因"壮火食气"导致气随津耗等气虚症状,手部大鱼际处会有皱褶,于心自汗,方庭(智慧线与感情线中间)易出现病理纹。

保健穴位

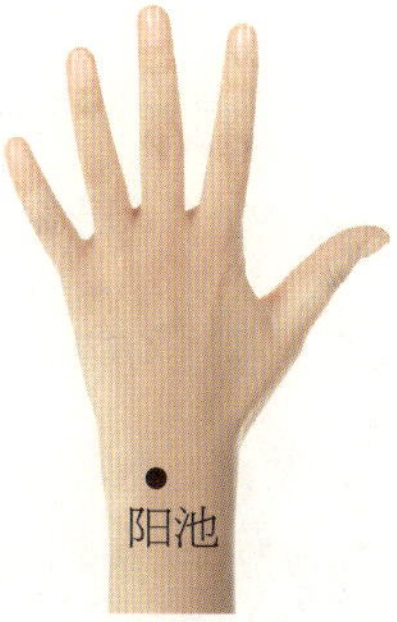

阳池

取穴:在腕背横纹中,指伸肌腱尺侧缘凹陷中即是阳池穴。

按摩:拇指按压,配合腕关节适度轻缓活动,每次 2 分钟。

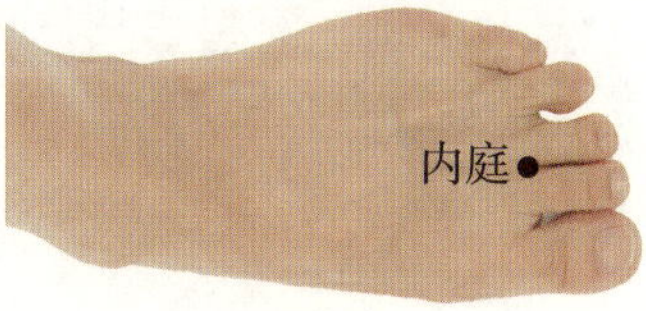

内庭

取穴:在足背,第二、三趾间,趾蹼缘后方赤白肉际处。

按摩:用拇指指腹匀速回旋按揉 2~3 分钟。

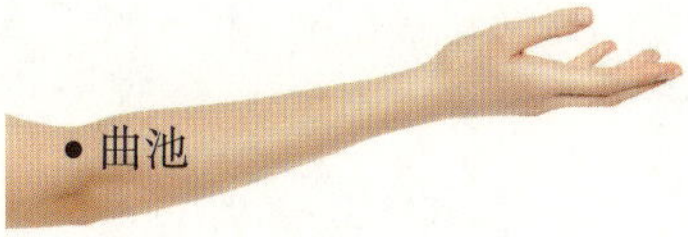

曲池

取穴:屈肘呈直角,先找到肘横纹桡侧终点,再找到肱骨外上髁,二者连线中点处即是曲池穴。

按摩:用拇指指腹按压曲池穴,按压时用力要由轻到重,稳而持续。

第六章
七情致病的手诊表现及调理

中医学认为，七情即喜、怒、忧、思、悲、恐、惊，是人体的七种情志活动，是人们对于自然界外在刺激所引起的不同心理状态，是人体对外界事物的不同情绪的反应，是生命活动所必需的。《灵枢·天年》说："五脏已成，神气舍心，魂魄毕具，乃成为人。"七情分属五脏，以喜、怒、思（忧）、悲、恐（惊）为代表，称为"五志"。七情本是人体生命活动的正常现象，不会使人发病。如果突然、强烈或长期的情志刺激，超过人体正常的生理承受范围，而机体又不能适应时，则脏腑气血功能逆乱，就会导致疾病的发生，这时七情就成为致病因素。

七情作为致病因素，有别于六淫之邪从口鼻或皮毛侵入人体，而是直接影响相关脏腑，情志因素不仅可以直接导致多种疾病的发生，亦会对疾病的转归起重要作用。

第一节 喜

喜为心志。心主血，喜悦时人体气血运行加速，面色红润，御寒、抗病能力提高，心脑血管发病率可能会下降。

【致病特点】

过喜则为异常情志，会损伤心神，出现心慌、心悸、失眠、多梦、健忘、胸闷、头晕、头痛，甚至神志错乱、喜笑不休、悲伤欲哭、多疑善虑、惊恐不安等症状，严重者会危及人的生命，如大喜时造成中风或突然死亡，中医称为"喜中"，典型的案例就是"范进中举"。

【手诊特点】

手掌微红，各指下赤白肉际处会出现散落红色丘团，线纹和缓，中指下赤白肉际处及方庭（感情线与智慧线之间）会出现病理纹。鱼际靠上的部位出现一条横向的、较深的横纹。一般智慧线过长，超过无名指、小指间指缝。大喜则会出现气虚症状，手部会呈白色，手心自汗，此为危象。

【情志疗法】

心（喜）属火，肺（悲）属金，火克金，火对金所不胜反克即为相侮。所以喜悦适度可使人心情愉快、气血调和，有益于健康。但突然喜出望外，可导致心神惮散而不藏。《灵枢·本神》说："喜乐者，神惮散而不藏。"肺金悲能抑制过度心火喜，使喜而不过。

保健穴位

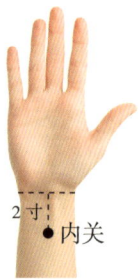

内关

取穴：微屈腕，握拳，从腕横纹向上量3横指（2寸），两条索状筋之间即是内关穴。

按摩：合并食指、中指，用两指指端环旋揉按内关穴，力度以受术者舒适为度，每次按揉3~5分钟。

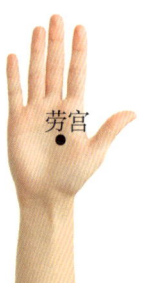

劳宫

取穴：握拳屈指，中指尖所指掌心处，按压有酸痛感处即是劳宫穴。

按摩：用拇指指腹环状按揉劳宫穴1~3分钟，力度以局部产生酸胀感为宜；也可以拇指指端稍用力反复点按劳宫穴30秒至1分钟，力度以局部产生酸胀感为宜。

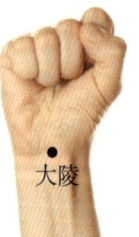

大陵

取穴：微屈腕，握拳，腕横纹上两条索状筋之间即是大陵穴。

按摩：用左手拇指指端按压右手大陵穴，垂直用力，向下按压，按而揉之。

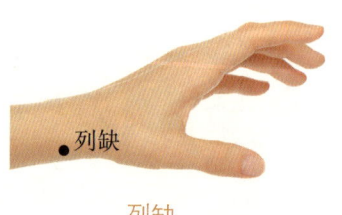

列缺

取穴：两手虎口自然平直交叉，一手食指按在另一手桡骨茎突上，指尖下凹陷中即是列缺穴。

按摩：用拇指指端按在列缺穴处，逐渐用力深压捻动，或用拇指指甲按掐列缺穴，做下掐上提的连续刺激。

第二节 怒

怒为肝志。怒是个人的意志和活动遭到挫折或某些目的不能达到时，所表现的以愤怒情绪为主的一种情志活动。轻度的发怒能使压抑的情绪得到发泄，从而缓解紧张的精神状态，有助于人体气机的疏泄条达，以维持体内环境的平衡。

【致病特点】

过怒伤肝，表现为肝失疏泄、肝气郁积、肝阳上亢等病证，出现胸胁胀痛、烦躁不安、头昏目眩、面红目赤、喜太息、嗳气、呃逆等症状。人体发怒时可导致血压上升，交感神经兴奋，长此以往，易患高血压等心脑血管疾病。患有心脑血管疾病者，易迫血妄行，诱发中风病，危及生命。

【手诊特点】

过怒表现为智慧线与生命线之间，即拇指掌指褶纹内侧端点穿过生命线到达智慧线之间所穿行的区域，容易出现"米"字纹、岛形纹或三角形纹。手掌颜色常发青且没有光泽。

【情志疗法】

肝（怒）属木，脾（思、忧）属土，木克土，木对土所不胜反克即为相侮。所以长期大怒可导致怒则气上，过度思虑会导致气结。故而脾（思、忧）可牵制肝（怒），使气机通畅。

保健穴位

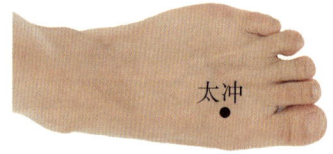
太冲

取穴：在足背部，沿第一、二趾间横纹向足背上推，推至有一凹陷处即是太冲穴。
按摩：拇指掐揉太冲穴3~5分钟。或食指按压该穴并前后滑动，轻柔按摩5~10分钟。

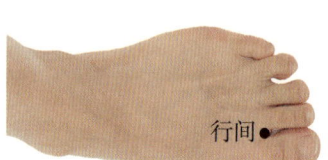
行间

取穴：坐位，在足背部，第一、二趾之间连接处的纹头处即是行间穴。
按摩：用拇指或食指指腹点揉行间穴，揉2~3分钟，以局部出现酸胀感为宜。

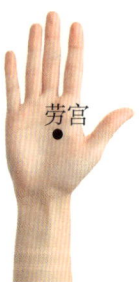
劳宫

取穴：握拳屈指，中指尖所指掌心处，按压有酸痛感处即是劳宫穴。
按摩：用拇指指腹环状按揉劳宫穴1~3分钟，力度以局部产生酸胀感为宜；也可以拇指指端稍用力反复点按劳宫穴30秒至1分钟，力度以局部产生酸胀感为宜。

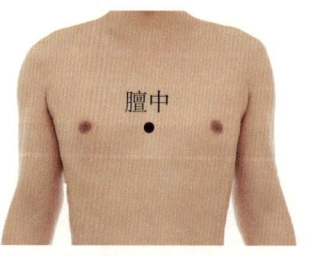
膻中

取穴：两乳头连线的中点即是膻中穴。
按摩：用中指指腹按揉膻中穴，每次2分钟。

第三节 悲

悲为肺志。肺是表达人的忧愁、悲伤情志活动的主要器官。当人因忧悲而难过时，会痛哭流涕，这主要是因为肺开窍于鼻，肺主气，为声音之总司。

【致病特点】

过度悲伤会伤肺。悲则气消，人在悲伤时可使肺气抑郁，耗散气阴。中医认为肺主皮毛，故过悲会使人的面部皱纹增多。过度的悲忧，情绪抑郁会导致某些皮肤病如荨麻疹、斑秃、银屑病等。

【手诊特点】

手掌色白无华、无汗，小鱼际或大鱼际处会出现病理纹。手指末端指节会明显增宽增厚，看起来像鼓槌。拇指出现干瘪，而且弹性很差。手指温度较低，有些人还会出现手指发紫、疼痛、关节僵硬。

【情志疗法】

肺（悲）属金，肝（怒）属木，金克木，金对木所不胜反克即为相侮。过度的悲伤会使人意志消沉，可以通过刺激发怒使消沉的意志得到斗志的激发，使人体气机条达。

保健穴位

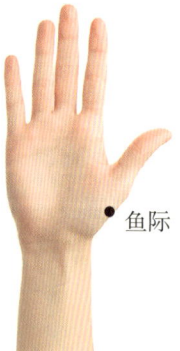
鱼际

鱼际

取穴：在手外侧，第一掌骨桡侧中点赤白肉际处即是鱼际穴。

按摩：用拇指或食指指腹按压在鱼际穴上，力度以感觉酸痛为佳，保持约30秒后松开，如此反复按压，每次3~5分钟。

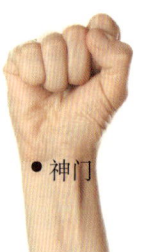
神门

神门

取穴：位于腕部，腕掌侧横纹尺侧端，尺侧腕屈肌腱的桡侧凹陷处即是神门穴。

按摩：拇指指腹轻轻按压在神门穴上，进行旋转按摩，每次5~10分钟，每日2~3次。按摩时力度要适中，以有酸胀感为宜。

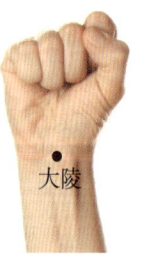
大陵

大陵

取穴：微屈腕，握拳，腕横纹上两条索状筋之间即是大陵穴。

按摩：用左手拇指指端按压右手大陵穴，垂直用力，向下按压，按而揉之。

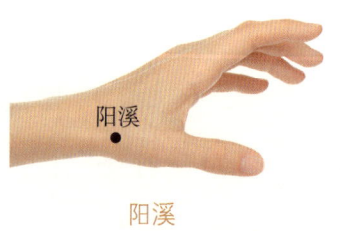
阳溪

阳溪

取穴：在腕背横纹桡侧，拇指上翘时，当拇长伸肌腱与拇短伸肌腱之间的凹陷中即是阳溪穴。

按摩：用拇指或食指指端对阳溪穴进行点按，每次3~5分钟，以穴位局部有酸胀感为度。

第四节 恐、惊

恐（惊）为肾志。惊恐是人对外界突发刺激的应激反应。人在受到剧烈惊恐之时，会出现大小便失禁，如奔跑的幼童突然受到惊吓会尿裤子。这与肾主前后二阴、肾主二便的功能相符。适度惊恐对机体也是有一定益处的，可以引起警觉，避免机体遭受外界伤害。

【致病特点】

过恐伤肾。惊恐过度会耗伤肾气，使得肾气下陷，导致二便失禁、遗精滑泄等，严重惊恐还会致人死亡。

【手诊特点】

手诊定位在手掌区下 1/3 处，中指竖直平分线中点左右两侧的区域，出现较淡的白色斑片或红白相间或暗黄红色形态稍凸起之斑片；生命线的末端有小方形纹；感情线过长直通全掌。小指呈弯曲状态。

【情志疗法】

肾（恐、惊）属水，心（喜）属火，水克火，水对火所不胜反克即为相侮。过度的惊恐会使人提心吊胆，可通过一些喜事来舒缓平复过恐的状态，使人体气机平和。

保健穴位

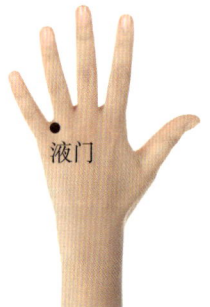
液门

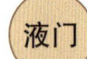
液门

取穴：在手背部，无名指、小指指缝间，第四、五掌指关节前可触及一凹陷处即是液门穴。

按摩：用拇指指尖或指甲尖垂直掐按穴位，有酸胀的感觉，分别掐按两侧液门穴，每日早、晚各掐按1次，每次1~3分钟。

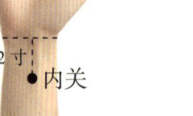
内关

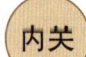
内关

取穴：微屈腕，握拳，从腕横纹向上量3横指（2寸），两条索状筋之间即是内关穴。

按摩：合并食指、中指，用两指指端环旋揉按内关穴，力度以受术者舒适为度，每次按揉3~5分钟。

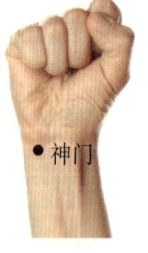
神门

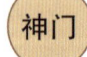
神门

取穴：位于腕部，腕掌侧横纹尺侧端，尺侧腕屈肌腱的桡侧凹陷处即是神门穴。

按摩：拇指指腹轻轻按压在神门穴上，进行旋转按摩，每次5~10分钟，每日2~3次。按摩时力度要适中，以有酸胀感为宜。

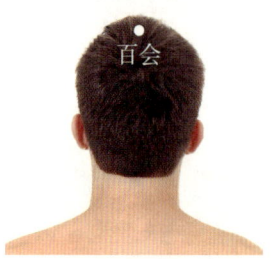
百会

百会

取穴：头部两耳尖连线的中点即是百会穴。

按摩：食指按压，顺时针揉动60~100次。晨起操作，以酸胀为度。

第五节 思、忧

思（忧）为脾志。思是精神高度集中，思考、谋虑的一种情志。当人在思考或焦虑时，往往会出现饮食无味，食欲下降；很多女性会因为工作紧张，精神高度集中导致月经量少、经期紊乱等，这与脾主统血的功能相一致。

【致病特点】

多思伤脾。伤脾可以表现为气血不足所致的乏力，出现头昏、心慌、贫血等症状，有的还可出现嗳气、恶心、呕吐、腹胀、泄泻等脾胃疾病症状。

【手诊特点】

手掌常呈扁平；在手掌的中心部位，范围比较大。但向上不过食指、向桡侧不过生命线，约占整个手掌2/5的中心段区域，以无名指边缘线为准，呈现局部白点或红点，颜色为青紫暗红，边缘不清。

【情志疗法】

脾（思、忧）属土，肾（恐、惊）属水，土克水，土对水所不胜反克即为相侮。思虑过度者往往思想高度集中，思则气结，不得上下，惊则气下，可通过惊吓的方式打破气结的状态，使人体气机平和。亦可用怒治思，长期思虑导致气机郁滞、脾胃失健，出现食欲缺乏、倦怠乏力、肌肉消瘦，可以用怒则气上缓解思之郁结。百病皆生于气，思则气结，不得上下。惊则气下，怒则气上，气得上下则结气自开，五脏安定，精神安和，使思病彻底治愈。

保健穴位

百会

取穴：头部两耳尖连线的中点即是百会穴。

按摩：食指按压，顺时针揉动60~100次。晨起操作，以酸胀为度。

中脘

取穴：在上腹部前正中线上，肚脐与胸剑联合连线的中点处即是中脘穴。

按摩：仰卧位，充分暴露按摩部位，掌根或手指紧贴中脘穴上，顺时针方向按揉2~5分钟，感觉到局部发热即可。

关元

取穴：在下腹部前正中线上，肚脐下3寸即是关元穴。

按摩：用掌根对关元穴进行环状按揉，每次2~3分钟。也可选择双手交叉重叠，置于关元穴上稍用力，进行快速且小幅度上下推动按摩，可以顺时针或逆时针方向按摩。

天枢

取穴：仰卧，脐中旁开2寸处即是天枢穴。

按摩：将拇指及中指食指放在左右两侧天枢穴上进行按揉，力度适中，均匀柔和，以局部有酸痛感为佳，每次按揉2~3分钟。

第七章

常见呼吸系统疾病的手诊表现及调理

第一节 慢性支气管炎

【手诊特点】

生命线柔弱、弯曲、有断裂（真断、假断都可）；感情线与智慧线之间的距离（即方庭）狭窄，如若有障碍线穿过方庭则更能诊断。

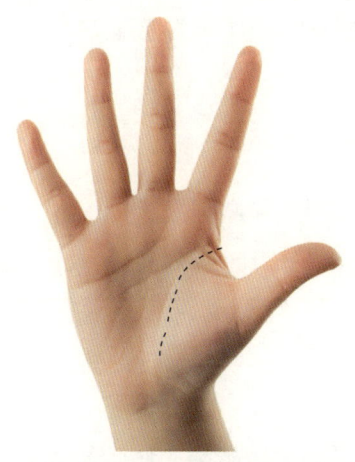

生命线弯曲、有断裂

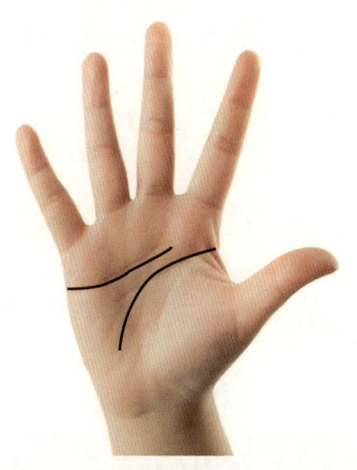

感情线与智慧线之间的距离狭窄

【饮食宜忌】

1. 宜

慢性支气管炎，因正气已虚，只宜清补。可进食鸭肉、甲鱼、鸡蛋、银耳、山药、豆浆、牛奶等。

2. 忌

在口苦苔黄，痰液稠黏，有热象存在时，应禁食羊肉、狗肉等温热动火之物。海鲜腌腊制品，咸味过重者，均不相宜。无论急、慢性支气管炎，均忌烟酒，忌食辛辣刺激性食物，及肥腻油炸食物。

【生活指导】

1. 吸烟者减少吸烟频率，避免接触二手烟。
2. 做饭时注意通风，改善排烟设施。
3. 接触烟雾、粉尘及刺激性气体的职业应注意劳动防护，如戴口罩。
4. 雾霾天外出注意戴口罩。
5. 注意保暖，防止受凉，注意通风，避免呼吸道感染。
6. 可进行散步、慢跑等活动，但以不引起明显的呼吸困难为基础。

【调理方法】

注：所涉及方子剂量均为标准剂量，具体用法用量谨遵医嘱。

饮食调理

粥饭——半夏山药粥

淮山药30 g，法半夏12 g，粳米30 g。将法半夏洗净，用布袋装好；淮山药洗净；粳米洗净。上三者同时放入锅内，加清水适量，文火煮成稀粥，去法半夏药袋，调味即可。随量食用。可燥湿化痰，和胃止呕。

饮食调理

菜肴——雪梨炖燕窝

雪梨2个，燕窝6 g。将雪梨洗净，去皮、核，切片，燕窝挑去绒毛，清水浸软，洗净。把全部用料放入炖盅内，加开水适量，炖盅加盖，文火隔开水炖3小时，调味即可。随量饮用，亦可加冰糖适量炖服。可补肺养阴，润燥止咳。

汤羹——柿饼百合鲫鱼汤

鲫鱼1条，柿饼2个，百合30 g。将百合、柿饼洗净；鲫鱼活杀，去鳞、鳃及内脏。把全部用料放入锅内，加适量清水，武火煮沸后，文火煮2小时，调味即可。随量饮用。可养肺止咳，益气止血。

米面食品——橘红糕

橘红10 g，黏米粉500 g，白糖200 g。将橘红洗净，烘干，研为细末，与白糖和匀备用。把黏米粉以水少许润湿，放于蒸锅屉布上蒸熟，待冷后，卷入橘红糖粉，切为夹心方块米糕即可。不拘时食用。可燥湿化痰，理气健脾。

艾 灸

治则：健脾温肾，理气化痰。

主穴：肺俞、膻中、脾俞、太渊。

配穴：肾虚者加志室；气虚者加足三里；表证重者加大椎、风门、列缺。

灸法：无瘢痕灸或者三伏灸、三九灸；每穴10~25分钟，每次选3~5穴，每日1次，10日为1个疗程，疗程间隔3日。

刮 痧

背部：督脉——大椎至至阳。膀胱经——双侧大杼至肺俞。

胸部：任脉——天突至膻中。前胸——由内向外刮拭。肺经——双侧中府。

上肢：肺经——双侧尺泽、列缺。大肠经——双侧合谷。

中成药

通宣理肺片（通宣理肺口服液）：解表散寒，宣肺止嗽。用于风寒感冒所致的咳嗽，发热、恶寒，鼻塞流涕，头痛无汗，肢体酸痛。

杏苏止咳糖浆：宣肺散寒，止咳祛痰。用于风寒感冒咳嗽，气逆。

清金止嗽化痰丸：清肺，化痰，止嗽。用于肺热痰盛引起的咳嗽痰黄，胸膈不畅，喉痛音哑，大便干燥。

川贝枇杷露：止嗽祛痰。用于风热咳嗽，痰多或燥咳。

止嗽定喘口服液：辛凉宣泄，清肺平喘。用于表寒里热，身热口渴，咳嗽痰盛，喘促气逆，胸膈满闷；急性支气管炎见上述症状者。

养阴清肺丸（养阴清肺糖浆）：养阴清肺，清热利咽。用于咽喉干燥疼痛，干咳少痰。

足浴

外寒内饮型

麻黄20 g，姜半夏20 g，细辛5 g，冰片3 g。将以上前三味药入锅，加水适量，煎煮20分钟，去渣取汁，与3 000 mL开水同入泡足桶中，再加入碾碎的冰片粉，搅匀即成。先熏蒸，后泡洗双足。每日熏泡1次，每次40分钟，5日为1个疗程。可用于寒性支气管炎。

痰热郁肺型

鱼腥草150 g，麻黄50 g，细辛20 g。将上述诸药择净，放入药罐中，水浸泡20分钟，加水2 000 mL煎汤，煮沸20分钟后去渣取汁，待温后足浴。每次30分钟，每日早、晚各1次，每日换药1剂，3~5日为1个疗程。可泻热平喘。

肺阴亏虚型

五味子12 g，姜汁10 g。将上述诸药加水至2 000 mL煎汤，煮沸20分钟后去渣取汁，待温后足浴。每日2次，每次30分钟，每日换药1剂，3日为1个疗程。可补肾摄纳。

推 拿

按揉中府穴

拇指指腹放在对侧中府穴上，适当用力按揉 30 秒至 1 分钟，以局部感觉酸胀为佳。可补气益肺，宣肺止咳。

按揉肺俞穴

用一侧上肢绕过肩后，将中指指腹放在同侧肺俞穴上，适当点揉 30 秒至 1 分钟，以酸胀为佳。可宣肺化痰，降气止咳。

掌揉膻中穴

右手手掌放在膻中穴上，适当用力按揉 30 秒至 1 分钟。可理气散瘀，宽胸利膈。

按揉尺泽穴

一手拇指放在对侧尺泽穴上，其余四指环抱肘后，适当用力按揉 30 秒至 1 分钟，以酸胀为佳。两手交替进行。可顺气化痰，通络止咳。

按揉列缺穴

一手拇指指腹按在对侧列缺穴上，其余四指附在腕对侧，适当用力按揉 30 秒至 1 分钟。两手交替进行。可宣肺止咳，镇静止痛。

团摩上腹

左手掌心叠放在右手手背上，右手掌心放在上腹部，适当用力做顺时针环形摩动 30 秒至 1 分钟，以上腹部发热为佳。可宽胸理气，健脾和胃。

分推肋下

两手四指并拢，分别放在同侧剑突旁，沿季肋分推 1~3 分钟。可疏肝和胃，降气止咳。

按揉脾俞穴、胃俞穴

两手握拳，将拳背第二、三掌指关节放于脾俞穴、胃俞穴上，适当用力按揉 30 秒至 1 分钟。可健脾和胃，调理气血。

按揉肾俞穴

两手叉腰，将拇指按在同侧肾俞穴上，其余四指附在腰部，适当用力按揉 30 秒至 1 分钟。可温肾纳气止咳。

第二节 哮喘

【手诊特点】

手掌体虽然肥厚，但是松弛无力，手掌瘦薄，皱纹比较多，感情线的尾端向小指方向倾斜。或者生命线的起始端有羽毛状小纹路，分别向拇指根部和食指根部散开。小指根部下端感情线下方有许多细小且纵行的纹路并行。

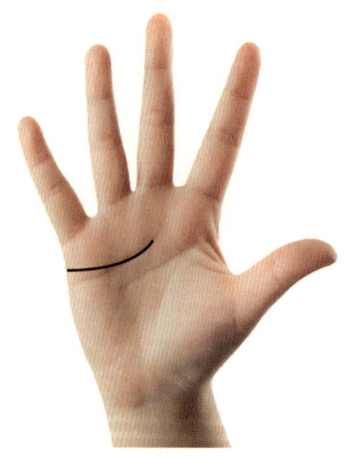
感情线尾端向小指方向倾斜

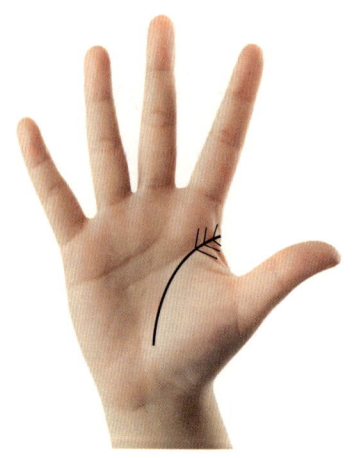
生命线起始端有羽毛状纹路

【饮食宜忌】

1. 宜

年老体弱的虚哮病者，宜食补肺益肾食物，如老母鸡、乌骨鸡、甲鱼、猪肺等；有条件者，亦可用蛤蚧配餐；蔬菜果品如莲藕、菠菜、刀豆、栗子、核桃、白果、柑橘、枇杷等。平时亦可用冬虫夏草蒸肉、白果炖猪肺，或山药、桑椹、萝卜、莲子、芡实、薏苡仁煮粥，有利于减轻症状，增强体质。

2. 忌

一切哮喘均忌烟酒及刺激性食物。热哮患者应忌热性食物，如羊肉、狗肉、韭菜、葱、蒜、辣椒等；寒哮患者应忌食生冷，如梨、荸荠、生菜及海味、咸寒油腻食物。过敏性哮喘，应忌食容易引起过敏的食物，如鱼、虾、牛肉、牛奶、鸡蛋、公鸡肉、蜂蜜、巧克力、羊肉等，以免诱发疾病。但应经自身反复试验，确实能引起过敏的食物才应忌口，否则禁食过多会削弱抗病能力。

【生活指导】

1. 了解自己的过敏原，并尽量避免与之接触。在空气质量差的时候，尽量减少外出或使用空气净化器。

2. 适量运动可以提高身体素质，增强免疫力，有助于预防哮喘发作。要选择适合自己的运动方式，如散步、游泳、瑜伽等。避免在哮喘发作时进行剧烈运动。

3. 保持规律作息，创造安静舒适的睡眠环境，充足的睡眠有助于身体恢复和提高免疫力。

4. 尝试进行深呼吸练习，如腹式呼吸或缓慢呼吸等。

【调理方法】

注：所涉及方子剂量均为标准剂量，具体用法用量谨遵医嘱。

饮食调理

茶汁饮——生姜葱白饮

生姜、葱白各适量。同煎服。代茶饮。可宣肺散寒，化痰平喘。

粥饭——麻黄干姜甘草粥

麻黄 6 g，干姜 6 g，甘草 3 g，葱白 3 g，粳米 100 g。将麻黄、干姜、甘草水煎滤汁去渣，加入粳米，水适量，共煮为粥，待粥熟时加入切碎的葱白即可食用。空腹温热服食。可宣肺散寒，化痰平喘。

饮食调理

菜肴——参芪虫草乳鸽

人参3g（或党参15g），黄芪、茯苓各15g，白术9g，陈皮、冬虫夏草各6g，乳鸽1只。将以上原料一起置于大碗中，加水适量，置于蒸锅中，隔水炖至乳鸽熟，加食盐、味精少量调味即成。食鸽肉，饮汤。可补益肺肾，止咳平喘。适用于哮喘缓解期。

米面食品——内金芡实山药薏米饼

生芡实180g，生山药90g，薏苡仁90g（打碎过筛），生鸡内金90g（打碎过筛），白面400g，白糖适量。将上述原料放入盆中，用水和作极薄小饼，烙成焦黄色。随意食之。可补益肺、脾、肾。适用于哮喘缓解期。

艾灸

治则：宣肺理气，化痰定喘。

主穴：肺俞、定喘、膻中。

配穴：寒哮者加风门、外关；热哮者加大椎、曲池；痰多者加中脘、丰隆；喘甚者加天突。

灸法：热哮无瘢痕灸或三伏灸、三九灸，寒哮隔姜灸或三伏灸、三九灸，每穴灸10~25分钟，每次选2~3穴，每日1次，5次为1个疗程。

刮痧

背部：督脉——大椎至至阳。膀胱经——双侧大杼至膈俞。奇穴——双侧定喘、气喘。膀胱经——双侧志室、肾俞。

胸部：任脉——天突至膻中。前胸——由内向外刮拭。肺经——双侧中府。

上肢：心包经——双侧曲泽经内关直至中指尖。咳嗽加肺经——双侧尺泽至太渊。痰多加胃经——双侧足三里至丰隆。

中成药

咳喘顺丸： 宣肺化痰，止咳平喘。用于痰浊塞肺、肺气失宣所致的咳嗽，气喘，痰多，胸闷。

肺力咳合剂： 清热解毒，止咳祛痰。用于小儿痰热犯肺所引起的咳嗽痰黄。

青石颗粒： 解表化饮，清热止咳，平喘祛痰。用于表寒里饮化热所致的咳喘，症见恶寒发热，咳嗽喘促，痰稀色白量多或淡黄，舌淡红苔滑润，脉浮数或滑数。

定喘汤： 宣肺降气，清热化痰。主治风寒外束，痰热内蕴之哮喘。

哮喘宁片： 镇咳定喘，消炎化痰。用于支气管哮喘，慢性咳嗽，气急。

固本咳喘胶囊： 益气固表，健脾补肾。用于脾虚痰盛、肾气不固所致的咳嗽，痰多，喘息气促，动则喘剧。

足 浴

发作期属寒哮者

白芥子 30 g。将白芥子研为细末，以少量清水调成糊状，倒入盆中，冲温开水 2 000 mL 足浴。每次 30 分钟，每日早、晚各 1 次，每日换药 1 剂，连续 5~7 日为 1 个疗程。可散寒温肺。症见胸膈气闷如塞，喉中痰鸣，痰稀白，量少不爽，口不渴，怕冷，舌苔白滑。

发作期属热哮者

鱼腥草、蒲公英、车前草各 100 g，牛蒡子 15 g，萝卜子 10 g。上述诸药清水浸泡 30 分钟，加水至 2 000 mL 煎汤，煮沸 20 分钟去渣取汁后足浴。每日 2 次，每次 30 分钟，每日换药 1 剂，3 日为 1 个疗程。可清热平喘，化痰。症见胸膈烦闷，气粗痰稠，咳吐黄痰，面红，自汗，口渴喜冷饮，或有发热，舌边红，苔黄腻。

推 拿

治疗原则

肃肺降气平喘是推拿治疗本病的总原则。

基本治法

（1）头面部及项背部操作

取穴及部位：风池、肩井、桥弓，头部。

主要手法：推法、抹法、拿法。

操作方法：先推一侧桥弓，自上而下 20~30 次，再推另一侧桥弓。自额至下颌用分推法向左右两侧操作，往返 2~3 遍。然后在一侧头部胆经循行区域，自前上方向后下方用抹法操作 10 余次，然后再在另一侧治疗。从头顶部至枕部用五指拿法，自枕部到项部转为三指拿法。重复 3~4 遍。拿风池、肩井。

（2）躯干部操作

取穴及部位：天突、膻中、中脘、天枢、定喘、大椎、肺俞、脾俞，胸部、背部。

主要手法：按法、揉法、一指禅推法、擦法。

操作方法：患者仰卧，一指禅推法从患者任脉天突推至神阙穴，指按天突、膻中、中脘、天枢。横擦前胸部，从锁骨下缘开始到第十二肋，往返 2~3 遍。患者俯卧，从肩背部开始到腰骶部横擦，往返 2~3 遍。直擦大椎到腰骶部督脉部位。以一指禅推法或按揉法在定喘、大椎、肺俞、脾俞、肾俞等穴操作，以酸胀得气为度。

（3）四肢部操作

取穴及部位：足三里、丰隆，上肢内侧、肩部、下肢。

主要手法：按法、揉法、擦法、拿法。

操作方法：擦上肢内外两侧，以透热为度。自肩部拿至腕部。按揉足三里、丰隆，以酸胀得气为度。拿双下肢。先操作一侧，再操作另一侧。

第三节 感 冒

【手诊特点】

掌色苍白或赤白夹杂，小鱼际、腕部青筋暴露，有暗紫色。手掌厚度较薄，掌心、关节处颜色呈青色或白色，掌纹浅者易患感冒。

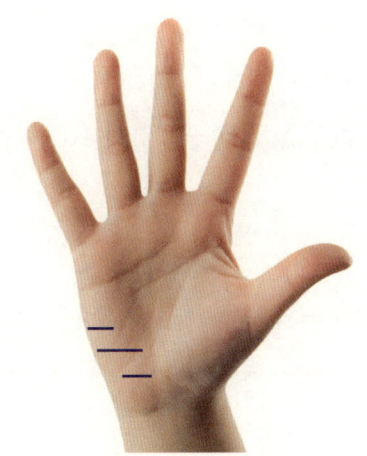

小鱼际有青筋暴露

【饮食宜忌】

1. 宜

风寒型感冒患者应选择具有发散风寒、辛温解表作用的药材和食物，如白芷、桑叶、砂仁、紫苏、葱白、姜、蒜、辣椒、花椒等。风热型感冒患者应选择具有清热利咽、辛凉解表作用的药材和食物，如石膏、菊花、金银花、枇杷、豆腐等。暑湿型感冒患者应选择具有清暑祛湿解表作用的药材和食物，如藿香、茯苓、白扁豆、莲叶、绿豆、苦瓜等。

2. 忌

感冒发热期间，忌酒类；风热型感冒及流感，应忌酸辣动火食物，忌吃油腻、黏滞食物；服药期间当忌膻腥异味。

【生活指导】

1. 加强体育锻炼，增强机体适应气候变化的调节能力，在气候变化时适时增减衣服，注意防寒保暖。

2. 谨慎接触感冒患者以免时邪入侵，在时行感冒的流行季节，可预防性服药降低感冒发病率。

3. 适当休息，多饮水，饮食以素食流质为宜，慎食油腻难消化之物。

4. 卧室空气应流通，但不可直接吹风。

5. 中药煎煮时间宜短，取其气全以保留芳香挥发有效物质，无汗者宜服药后进热粥或覆被以促汗解表，汗后及时换干燥洁净衣服以免再次受邪。

【调理方法】

注：所涉及方子剂量均为标准剂量，具体用法用量谨遵医嘱。

饮食调理

茶汁饮

（1）风寒感冒

生姜红糖茶：生姜3片，红糖适量，开水冲泡。有温中散寒、止咳的作用。

葱白豆豉茶：葱白5段，豆豉10g，水煎服。有发汗解表的功效。

（2）风热感冒

桑菊薄荷茶：桑叶10g，菊花10g，薄荷5g，开水冲泡。可疏风清热。

金银花茶：金银花10g，开水冲泡。有清热解毒的功效。

（3）暑湿感冒

藿香佩兰茶：藿香10g，佩兰10g，开水冲泡。有芳香化湿、解表的作用。

竹叶茶：竹叶10g，开水冲泡。有清热生津的作用。

饮食调理

粥饭

（1）风寒感冒

紫苏叶粥：紫苏叶5g，大米50g，煮粥食用。可解表散寒。

（2）风热感冒

银花芦根粥：金银花10g，芦根15g，大米50g，煮粥食用。可清热解毒。

（3）暑湿感冒

扁豆薏米粥：扁豆10g，薏苡仁10g，大米50g，煮粥食用。可健脾化湿。

菜肴

（1）风寒感冒

葱姜炖鸡汤：葱白5段，生姜3片，鸡肉200g，炖汤食用。可温中散寒。

（2）风热感冒

苦瓜炒蛋：苦瓜100g，鸡蛋2个，炒制。可清热解毒。

（3）暑湿感冒

冬瓜汤：冬瓜200g，煮汤食用。可清热利湿。

米面食品

（1）风寒感冒

姜丝面：生姜丝适量，面条100g，煮制。可温中散寒。

（2）风热感冒

绿豆凉粉：绿豆粉适量，制成凉粉食用。可清热解毒。

（3）暑湿感冒

萝卜丝饼：白萝卜丝适量，面粉100g，制成饼食用。可消食化痰。

艾灸

治则：艾灸治疗的总体原则是疏风解表、温经散寒、清热解毒，根据不同感冒类型选择相应的穴位和艾灸方法。

主穴：大椎、风门、合谷。

配穴：风寒者加足三里、列缺；风热者加外关、曲池。

刮痧

背部：主要刮拭背部的肺俞穴、大椎穴、风门穴等位置。

胸部：主要刮拭胸骨两侧的穴位，如膻中穴。

头部：刮拭头部的风池穴等。

肩部：刮拭肩井穴等位置。

中成药

板蓝根颗粒：清热解毒，凉血利咽。用于风热感冒，咽喉肿痛。

感冒清热颗粒：解热镇痛，抗炎抗病毒。用于风热感冒，发热头痛，咽喉痛，鼻塞流涕。

小柴胡颗粒：疏风解表，和解少阳。用于风寒感冒，寒热往来，胸胁苦满，心烦喜呕。

连花清瘟胶囊：清瘟解毒，宣肺泻热。用于风热感冒，发热咳嗽，咽喉肿痛。

感冒软胶囊：解表散寒，清热解毒。用于风寒感冒，鼻塞流涕，头痛发热。

足浴

风寒感冒

生姜 50 g，桂枝 30 g。上述诸药清水浸泡 30 分钟，加水至 2 000 mL 煎汤，煮沸 20 分钟后去渣取汁足浴。每日 2 次，每次 30 分钟，每日换药 1 剂，3 日为 1 个疗程。可解表散寒。

风热感冒

金银花、蒲公英、连翘各 100 g。上述诸药清水浸泡 30 分钟，加水至 2 000 mL 煎汤，煮沸 20 分钟后去渣取汁足浴。每日 2 次，每次 30 分钟，每日换药 1 剂，3 日为 1 个疗程。可清热解毒。

第四节 肺 炎

【手诊特点】

手掌灰暗无华,光泽不润,表明受外邪侵袭、机体免疫力低下。小鱼际、大鱼际可见片状或斑点状红色出现。

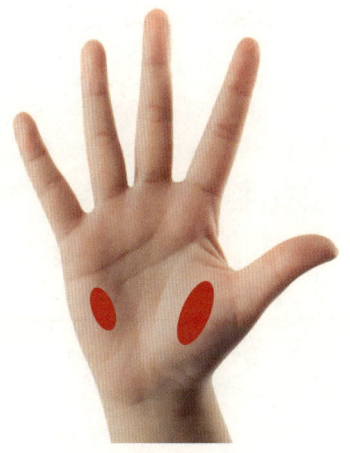

小鱼际、大鱼际见片状红色

【饮食宜忌】

1. 宜

选用有对抗葡萄球菌作用的中药和食材,如菊花、鱼腥草、葱白、金银花、桑叶、牛蒡子、紫苏、川贝母、海金沙、茯苓、木香等。宜选用有抑制肺炎球菌作用的中药和食材,如白果、桂枝、柴胡、枇杷、花椒、薄荷等。应进食优质蛋白、高热量饮食,如鸡肉、猪瘦肉、牛肉、豆浆、豆腐、豆干、糙米、玉米等。宜吃性凉或清肺的食物,如胡萝卜、香菇、木耳、芥菜、冬瓜、油菜、

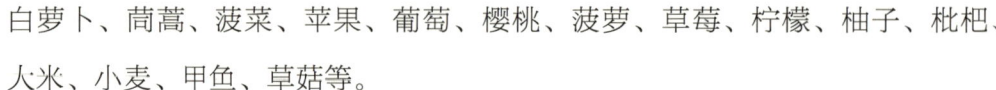

白萝卜、茼蒿、菠菜、苹果、葡萄、樱桃、菠萝、草莓、柠檬、柚子、枇杷、大米、小麦、甲鱼、草菇等。

2. 忌

忌食辛辣、生冷、油腻、刺激性食物。

【生活指导】

1.平素体虚或原有其他慢性疾病患者，肺卫不固，易感外邪，应注意寒温适度，起居有节，以防受邪致病。

2.严禁烟酒及辛辣食物，以免燥热伤肺。

3.安静卧床休息，每日观察体温变化，观察痰的色、质、量、味的改变。

4.注意室温的调节，做好防寒保暖，以防复感。

【调理方法】

注：所涉及方子剂量均为标准剂量，具体用法用量谨遵医嘱。

饮食调理

茶汁饮——桑菊杏仁饮

桑叶、菊花、杏仁各10 g。将桑叶、菊花、杏仁共煎，加水适量，煎煮1小时，去渣取汁。代茶频饮，早、晚分服，连服5~10日。可清热止咳。

粥饭——生芦根粥

芦根50 g，竹茹20 g，粳米100 g，生姜2片。取新鲜芦根洗净后切成小段，与竹茹同煎，去渣取汁，再与粳米同煮为稀粥。粥欲熟时加入生姜2片，稍煮即可。早、晚餐温热服食，每日1剂，可连服7日。可清肺泻热，化痰止咳。

饮食调理

菜肴——玉参焖鸭

老鸭1只,玉竹、沙参各20 g,精盐、料酒、味精、白糖、植物油各适量。将老鸭宰杀后,除去毛和内脏,洗净放砂锅内,放入玉竹、沙参,加水适量。先用武火烧沸,再用文火焖煮1小时以上,待鸭肉炖烂时,放入调料即成。食鸭肉,饮汤。可滋阴润肺,止咳化痰。

汤羹——人参核桃汤

人参5 g,核桃肉10 g。人参、核桃肉放碗内,加适量清水浸泡40分钟。将碗置锅中隔水蒸炖1小时即成。食核桃肉,饮汤。人参可连用3次,第三次时连同人参一并食之。可补益肺气。

蜜膏糖果——红白萝卜蜜膏

胡萝卜、白萝卜各200 g,蜂蜜100 g,饴糖250 g。胡萝卜、白萝卜洗净,切细丝,用纱布绞挤汁液,放入锅内用中火煎煮沸。加入蜂蜜100 g,继续熬至稠即成,加入适量水煎煮;每30分钟取液1次,加水再煎;共取2次后合并煎液小火浓缩,至稠厚时加饴糖250 g调匀制成膏。每服10 g,每日3次。可清肺润燥。

中成药

连花清瘟胶囊: 清瘟解毒,宣肺泄热。症见发热或高热,恶寒,肌肉酸痛,鼻塞流涕,咳嗽,头痛,咽干咽痛,舌偏红,苔黄或黄腻等。

银黄清肺胶囊: 清肺化痰,止咳平喘。症见咳嗽咯痰,痰黄而黏,胸闷气喘,发热口渴,便干尿黄,舌红,苔黄腻等。

银翘解毒颗粒: 辛凉解表,清热解毒。症见发热头痛,咳嗽口干,咽喉疼痛。

清开灵颗粒: 清热解毒,镇静安神。症见高热不退,烦躁不安,咽喉肿痛,舌红绛苔黄,脉数。

刮痧

选穴：大椎、风门、肺俞、身柱、膻中、中府、太冲。

放痧穴：肺俞、太冲。

刮拭顺序：先刮颈项部大椎，再刮背部风门、肺俞、身柱，然后刮胸部中府、膻中，最后刮足背部太冲。

刮拭方法：泻法。肺俞、太冲可放痧。在需刮痧部位先涂抹适量刮痧油。颈后高骨大椎穴，用力要轻柔，不可用力过重，可用刮板角部刮拭，以出痧为度。刮拭背部正中旁开 1.5 寸线，从风门穴经肺俞穴向下刮至身柱穴，用刮板角部自上而下刮拭。中府穴处宜用刮板角部从上向下刮拭至膻中穴。肺俞、太冲放痧，针刺前先推按被刺部位，使血液积聚于针刺部位，经常规消毒后，左手拇、食、中三指夹紧被刺部位或穴位，右手持针，对准穴位迅速刺入 1~2 分深，随即将针退出，轻轻挤压针孔周围，使少量出血，然后用消毒棉球按压针孔。

足浴

大青叶、柴胡、黄芩、连翘、荆芥、绵马贯众、紫花地丁、蒲公英、板蓝根各 30 g。将诸药择净，同放入药罐中，加清水适量，浸泡 5~10 分钟后水煎取汁，入浴盆中，待温时足浴。每日 2 次，每次 20~30 分钟，每日 1 剂，连用 3~5 日。

推拿

取穴：肺俞、尺泽、列缺、太溪。

操作：用中指指端按揉肺俞 1 分钟，力度适中。用拇指指腹按压尺泽 1~3 分钟，力度适中。用拇指指端压捻列缺 2 分钟，逐渐加力。用拇指指腹按压太溪 10~15 次，力度适中。

第五节 肺结核

【手诊特点】

手部整体色泽晦暗，或灰色与白色呈点状相间分布，感染初期小鱼际可见局部颜色绯红，随病情进展逐渐变暗、变淡。感情线纹理紊乱，有"口"字纹从中穿过，出现在感情线中部，表示结核在肺门部，前端在肺尖，靠近小指下代表肺下部。在生命线的中上端有较大的"口"字纹出现，表示曾患较重的肺结核病。

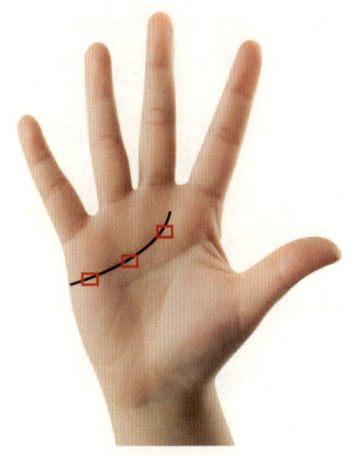

感情线有"口"字纹穿过

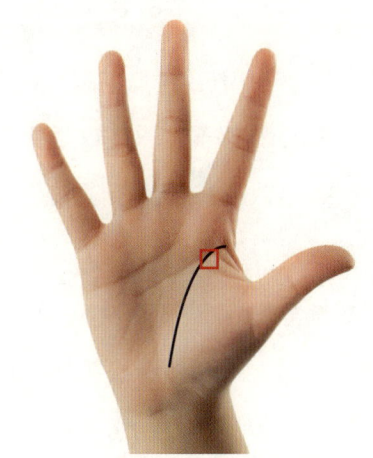

生命线中上端出现较大"口"字纹

【饮食宜忌】

1. 宜

宜滋补饮食，以补充耗损，增强体质。肺阴亏虚者宜食新鲜水果，以滋补润肺。阴虚火旺者宜清补饮食，以降火。气阴两虚者宜平补和易消化食物，以补气阴，护脾胃。

2. 忌

忌辛辣、香燥类食品及烈酒，以免耗损肺阴，加重病情。

【生活指导】

1. 急性期时卧床休息，保持环境安静清洁，阳光充足，空气新鲜。
2. 忌酒、烟及一切辛辣食物，食具要注意消毒。
3. 患者的食具、痰具、被服等不宜与他人合用，并定期消毒。

【调理方法】

注：所涉及方子剂量均为标准剂量，具体用法用量谨遵医嘱。

饮食调理

茶汁饮——沙参百合饮

北沙参10 g，干百合6 g，冰糖适量。将北沙参、百合和冰糖一起放入锅中，加适量水煎汁，过滤药渣后取汁饮用。也可代茶冲泡饮用。每日1剂，分2次缓缓饮用，或代茶频饮。可滋阴润燥。

粥饭——清痨银耳粥

银耳50 g，粳米60 g，红枣10枚，冰糖或蜂蜜少许。银耳放入温水中泡发4小时，除去蒂头、杂质，撕成小块。将红枣洗净，粳米淘净后，与银耳一同放入砂锅内，加水适量，用小火熬至银耳、粳米熟透，再加入冰糖或蜂蜜调味即可。每日早、晚食用。可滋阴润肺，益胃生津。

菜肴——马兰炖猪心

马兰根12 g，猪心肺1具，葱、生姜、料酒、精盐、味精各适量。马兰根研末；猪心肺洗净，入沸水锅汆透，捞出，用凉水冲洗干净，沥净水分，放入铝锅。将马兰根末均匀地撒于猪心肺上。摆上葱节、姜片，浇上料酒，注入清汤，先用武火煮沸后再用文火炖1小时，捞去葱节、姜片，加入精盐、味精调味后即可服食。佐餐食用。可滋阴润肺。适用于肺结核咳嗽痰中带血。

饮食调理

汤羹——虫草老鸭汤

老鸭 1 只，冬虫夏草 10 g，红枣 20 枚，大葱、姜、盐、料酒各适量。将宰杀后的老鸭洗净，控干水分；红枣洗净，去核；姜切片，葱切段；将葱段、姜片、红枣、冬虫夏草放入洗净的鸭肚内，用牙签封口；把放好药物的鸭子放进小锅，加入适量清水、盐、料酒；再将小锅放进已经倒好水的大锅内，隔水用文火炖 1 小时左右即可食用。佐餐食用，早、晚分 2 次服食。可补肺益肾，滋阴润肺，润燥止咳。

米面食品——百合银耳糕

干银耳 30 g，干百合 60 g，白凉粉 700 g，白糖 30 g。干银耳和干百合加入冷水泡发 20 分钟，锅中倒入 1 000 mL 清水，加入银耳和百合，开大火煮至冒泡，然后转中火煮 20 分钟；锅中加入白凉粉和白糖，开中火煮 1 分钟，煮好的白凉粉倒入模具中，放入冰箱冷藏 1 小时左右帮助定型。作茶点食用。可滋阴润肺。

蜜膏糖果——杏仁蜜膏

杏仁 30 g，蜂蜜 120 g，甘草 10 g。将杏仁加水 200 g 共煎取汁，加入蜂蜜、甘草，放砂锅中慢火熬成稀膏。可润肺止咳。

中成药

疗肺宁片：清热祛痰，镇咳平喘。

复方金荞片：止咳化痰，抗痨。

抗痨丸：活血散瘀，祛痰止咳。

艾 灸

灸法一

取穴：膏肓、足三里、三阴交。

灸法：膏肓穴采用艾炷灸，将一片 0.3 cm 厚的姜片放置于膏肓穴，将艾炷点燃置于姜片上施灸；足三里、三阴交穴直接用艾条灸，艾条距离穴位 3~5 cm。每次每穴灸 5~10 分钟，10 日为 1 个疗程。

灸法二

取穴：分 3 组穴，分别为神阙、关元、足三里、三阴交；膻中、中脘、天枢、气海、曲池、列缺、血海、阴陵泉；大椎、定喘、风门、肺俞、心俞、膏肓、承山。

灸法：选 1 组穴位，用艾条温和灸，每穴 10 分钟左右；也可用艾炷灸，每穴 5~7 壮，局部皮肤红润时停止。每日或隔日 1 次，15~20 次为 1 个疗程。

灸法三

取穴：尺泽、肺俞、膏肓、大椎、三阴交、太溪。

配穴：潮热者加鱼际、劳宫；盗汗者加阴郄、复溜；咯血者加中府、孔最、膈俞；遗精者加志室、关元；经闭者加血海、地机。

灸法：采用艾条灸。每次灸 15 分钟，皮肤潮红时停止。每日 1 次，10 次为 1 个疗程，疗程间隔 3 日。

灸法四

取穴：肺俞、膏肓、太渊、阴郄。

灸法：采用艾条灸。每穴 5~10 分钟，直到所灸部位皮肤有红晕出现时停止。每日 1 次。

足 浴

黄芪 30 g，当归 20 g，党参 20 g，麦冬 20 g，百合 20 g，川贝母 15 g，桔梗 15 g，生姜 3 片。上述诸药清水浸泡 30 分钟，加水至 2 000 mL 煎汤，煮沸 20 分钟后去渣取汁足浴。每日 2 次，每次 30 分钟，每日换药 1 剂，3 日为 1 个疗程。可养阴润肺。

第六节 肺气肿

【手诊特点】

掌色在发作期呈青白色，稳定期可转为发绀样。掌部肌肉肥满但松弛无力，各丘均突起，按之凹陷后恢复较慢，小鱼际明显陷下，十指呈鼓槌状，鼻区、肺区（小鱼际区）纹理杂乱，出现异常病理纹。

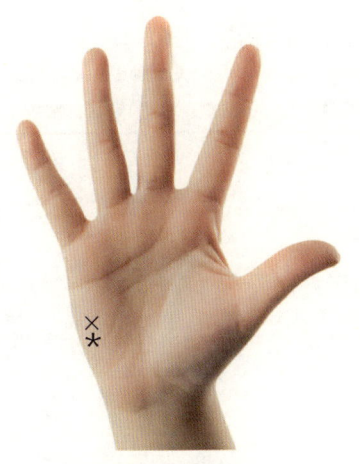

肺区出现"十"字纹、"米"字纹等异常病理纹

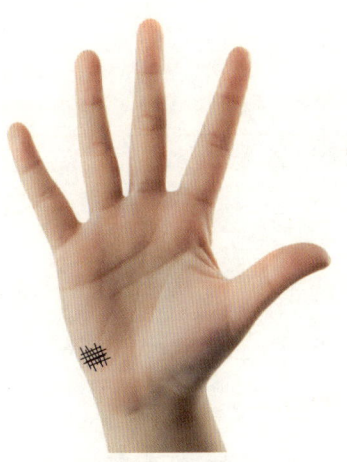

肺区出现细小杂乱纹理

【饮食宜忌】

1. 宜

肺气肿患者宜选择具有止咳化痰、排脓作用的中药和食材，如鱼腥草、瓜蒌、旋覆花、桔梗、蒲公英、桑白皮等。宜选择具有补肾益气、增强免疫力作用的中药和食材，如党参、人参、沙参、冬虫夏草、五味子、玉竹等。多食新鲜蔬菜、豆类、水果，如菠菜、茼蒿、萝卜、黄豆、豆腐、橘子、梨等。

2. 忌

忌食辛辣、生冷、咸、甜之品。有水肿者应低盐或无盐饮食。避免食用产气食物，如红薯、韭菜等。

【生活指导】

1. 重视原发病的治疗，出现咳嗽、哮喘、肺炎等呼吸系统疾病，应积极治疗，以免迁延不愈，发展为肺气肿。

2. 加强体育锻炼，平时常服扶正固本方药，有助于提高抗病能力。

3. 戒烟酒，少食辛辣、生冷之品。有水肿者应低盐或无盐饮食。

【调理方法】

注：所涉及方子剂量均为标准剂量，具体用法用量谨遵医嘱。

饮食调理

茶汁饮——远志郁金饮

远志10 g，郁金10 g。将远志、郁金切片，放入锅中，加水适量，煎煮1小时，去渣取汁。代茶频饮。早、晚分服，连服5~10日。可化痰宣窍。

粥饭——参芪粥

党参、黄芪、怀山药各30 g，半夏10 g，粳米100 g，白糖少许。黄芪切片，与半夏煎汤2次，共取药汁约2碗，混合后分2份，早、晚各用1份，与粳米、党参、山药加水同煮成粥，调入白糖少许。早、晚餐温热服食，每日1剂，可连服7日。可补肺益气。

蜜膏糖果——姜豉膏

干姜30 g，淡豆豉15 g，饴糖250 g。加入适量水煎煮；每30分钟取液1次，加水再煎；共取2次后合并煎液小火浓缩，至稠厚时加饴糖调匀制成膏。每服10 g，每日3次。可温肺散寒，涤痰降逆。

饮食调理

汤羹——萝卜杏仁猪肺汤

白萝卜500 g，杏仁15 g，猪肺250 g，生姜10 g，食盐、蒜、葱、胡椒粉、酱油、味精各适量。猪肺洗净，放沸水中烫过，余去血水，切成块备用。白萝卜洗净去皮切片，生姜切碎，二味同猪肺块一起在热锅中煸炒后，加适量清水，置砂锅中武火烧沸，改用文火煨炖，至熟烂后加入调味品服食。食猪肺、白萝卜，饮汤。每日1剂，分3次食完，连续服5~7日。可清肺化痰，降逆平喘。

菜肴——二仙炖羊肉

仙茅15 g，淫羊藿15 g，羊肉250 g，生姜15 g，精盐、料酒、味精、白糖、植物油各适量。将仙茅、淫羊藿、生姜洗净，切碎，装入纱布袋中，扎紧袋口。羊肉切薄片，用温水冲洗干净，置砂锅中，加入适量清水，放入药袋。砂锅置大火上煮沸，撇去浮沫，酌加植物油、白糖、料酒、精盐，改用小火煨炖1小时左右，以羊肉烂熟为度，捞出药袋，放入调味料即可食用。佐餐食用。可健脾温阳。

艾 灸

治则：纳气平喘。

主穴：膻中、肺俞、肾俞。

配穴：气虚气滞者加膏肓俞、气海；水停痰凝者加中脘、神阙；正虚血瘀者加神阙、血海。

灸法：温和灸，每穴10~20分钟，每次选2~3穴，每日1次。

刮痧

主穴：大椎、肺俞、膻中、足三里。

配穴：脾胃虚弱者加脾俞、胃俞；胸闷者加内关；气喘明显者加太渊。

适宜体位：坐位、仰卧位。

操作方法：刮拭膻中、肺俞时要用刮痧板的厚缘，用力宜轻；刮拭足三里时循着经络的方向进行；刮拭大椎时沿着督脉循行方向由上到下进行。手法以补法为主。

中成药

小青龙合剂：解表化饮，止咳平喘。用于风寒水饮，恶寒发热，无汗，喘咳痰稀。

虫草清肺胶囊：润肺补气，清肺化痰，止咳平喘。

桂龙咳喘宁片：止咳化痰，降气平喘。

足浴

风寒内饮型

桂枝20 g，生姜15 g，红花10 g。将诸药择净，同放入药罐中，加适量水，浸泡5~10分钟后，水煎取汁放入浴盆中，待温时足浴，每日2次，每次20~30分钟，每日1剂，连用3~5日。

痰浊阻肺型

桑白皮20 g，茯苓15 g，泽泻10 g。将上述诸药择净，放入药罐中，加适量水，浸泡5~10分钟后，水煎取汁放入浴盆中，待温时足浴，每日2次，每次20~30分钟，每日1剂，连用3~5日。

第八章 常见循环系统疾病的手诊表现及调理

第一节 心 悸

【手诊特点】

手掌整体呈青白色，尤其是掌心处颜色发青或发白，属于心脾两虚，容易出现心慌气短，通常睡眠也不好。感情线上有许多分叉，多提示易出现心悸的症状。

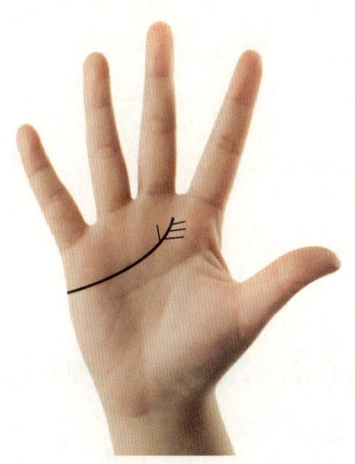

感情线上有分叉

【饮食宜忌】

1. 宜

宜清淡易消化饮食，以减轻心脏负担。

2. 忌

忌食刺激性食物，如烧烤煎炸之品，此类食物容易上火，耗伤人体心阴，导致阴血不足，加重心悸症状。忌过食生冷食物，如冰淇淋、冰镇饮料等，容易耗伤人体阳气，加重心阳虚的症状。忌食过于肥甘油腻的食物，肥甘油腻性食物容易生痰生湿，水湿停留，痰浊阻滞，容易加重心脉瘀阻，导致心失所养，心悸症状加重。

【生活指导】

1. 保持乐观，情绪稳定，避免惊恐刺激及忧思恼怒等。
2. 生活作息要有规律。
3. 轻症可适当从事体力活动，以不觉劳累、不加重症状为度，避免剧烈活动。重症心悸应卧床休息，还应及早发现变证、坏病先兆症状，做好急救准备。

【调理方法】

注：所涉及方子剂量均为标准剂量，具体用法用量谨遵医嘱。

饮食调理

茶汁饮——西洋参茶

西洋参3~5 g。西洋参切片泡茶。代茶饮。可滋阴清火，养心安神。

粥饭——枣竹灯心粥

酸枣仁20 g，玉竹20 g，灯心草6 g，粳米60 g。酸枣仁、玉竹、灯心草用纱布包裹，与洗净的糯米置于砂锅中，加水适量，文火煮至粥成弃药包即可。每日1剂，分早、中、晚3次服用。可滋阴安神。

饮食调理

菜肴——枸杞肉丝

猪瘦肉 250 g，枸杞子 50 g，熟青笋 50 g，猪油、食盐、白砂糖、味精、绍酒、麻油、干淀粉、酱油各适量。将熟青笋和除去筋膜并洗净的猪瘦肉分别切成 5 cm 长丝状，枸杞子洗净待用。炒锅烧热，用油滑锅，再放入猪油适量；将肉丝、笋丝同时下锅划散，烹入绍酒，加入白砂糖、酱油、食盐、味精搅匀；投入枸杞子、干淀粉，颠炒几下，淋入芝麻油，离火装盘。佐餐食用。可养心安神。

汤羹——鲤鱼汤

鲤鱼 1 条，荜茇 5 g，川椒 15 g，葱、姜、味精、精盐各适量。将鲤鱼去鳞、鳃，剖腹去内脏，洗净，切块，与荜茇、川椒同入锅内，加葱、姜、调料及水适量，煮沸后转文火炖 40 分钟，将鱼肉煮熟即可。佐餐食用，分 2 次服食。可振奋心阳，化气行水。

米面食品——绿豆南瓜糕

绿豆 50 g，南瓜 500 g，粳米粉 300 g，白糖 30 g。绿豆洗净；南瓜去皮、瓤，洗净，切小方块备用。绿豆、南瓜上锅蒸熟，加入粳米粉、白糖及水适量，揉成面团做成糕，上笼蒸 20 分钟即可。作早点食用。可清热养心。

蜜膏糖果——茯苓蜜膏

茯苓 1 000 g，蜂蜜 400 g。茯苓加水煎熬，共煎 3 次，合并药液过滤取汁，将汁炼熬成清膏，加入蜂蜜，炼透收膏装瓶。可健脾宁心。

中成药

参松养心胶囊：益气养阴，活血通络，清心安神。症见心悸不安，气短乏力，动则加剧，胸部闷痛，失眠多梦，盗汗，神倦懒言。

稳心颗粒：益气养阴，活血化瘀。用于心血瘀阻所致的心悸。

心可舒片：活血化瘀，行气止痛。

心宝丸：温补心肾，益气助阳，活血通脉。

足 浴

磁石60 g，丹参20 g，远志15 g，夜交藤30 g，酸枣仁20 g，合欢皮10 g，朱砂5 g，川芎30 g，菊花20 g，五加皮30 g，吴茱萸40 g，黄芩15 g。加清水适量，浸泡5~10分钟后，水煎取汁放入浴盆中，待温时足浴，可不断加热水以保持水温，加至盆满为止。每日早起和晚睡前足浴，每次30~40分钟，以不适症状减轻或消失为1个疗程，连续1~2个疗程。可养心安神。

刮 痧

处方一

选穴：心俞、膻中至巨阙、间使、神门、胆俞、大椎。

刮拭顺序：先刮颈部大椎，再刮背部心俞、胆俞，然后刮前胸的膻中至巨阙，最后刮上臂的间使、神门。

刮拭方法：在需刮痧部位涂抹适量刮痧油。先刮颈后高骨大椎，用力要轻柔，不可用力过重，可用刮板角部刮拭，以出痧为度。然后刮背部，从心俞一直到胆俞，宜用刮板角部从上向下刮拭，应一次到位，中间不要停顿，以出痧为度。再刮拭腹部正中线，从膻中向下刮至巨阙，用刮板角部自上而下刮拭，以出痧为度。最后刮拭双侧上臂，由间使刮至神门，以出痧为度。

处方二

选穴：心俞、巨阙、膈俞、脾俞、足三里。

刮拭顺序：先刮背部心俞、膈俞、脾俞，再刮前胸巨阙，最后刮下肢足三里。

刮拭方法：在需刮痧部位涂抹适量刮痧油。先刮背部，从心俞经膈俞一直到脾俞，宜用刮板角部从上向下刮拭，应一次到位，中间不要停顿，以出痧为度。再刮拭腹部正中线巨阙，用刮板角部自上而下刮拭，用力轻柔，以出痧为度。最后重刮足三里30次，不出痧。

艾 灸

处方一

取穴:膻中、心俞(双)、气海、关元、间使(双)。

灸法:①温和灸,每次选用3~5个穴位,每穴灸15~20分钟,每日灸1~2次。②艾炷灸,每次选用2~4个穴位,每穴灸5~10壮,每日1次。

主治:心悸气短,头晕目眩,少寐多梦,健忘,面色无华,神疲乏力,纳呆食少,舌淡红,脉细弱。

处方二

取穴:膈俞(双)、脾俞(双)、内关(双)、足三里(双)。

灸法:①艾条灸,每穴灸15~20分钟,每日灸1~2次。②艾炷灸,每穴灸3~5壮,每日灸1次。③温针灸,每穴灸15~20分钟,每日灸1~2次。

主治:心悸气短,头晕目眩,少寐多梦,健忘,面色无华,神疲乏力,纳呆食少,腹胀便溏,舌淡红,脉细弱。

处方三

取穴:肺俞(双)、丰隆(双)、太白(双)、内关(双)。

灸法:①艾炷灸,用泻法,每穴灸3~5壮,每日灸1次。②艾条灸,每穴灸10~15分钟,每日灸1次。

主治:心悸时发时止,胸闷气短,肢体沉重,形体肥胖,失眠多梦,伴有倦怠乏力,呕吐痰涎,舌体胖大边有齿痕,苔白腻,脉滑。

推 拿

用大鱼际从腹部巨阙向下轻轻推摩30次。

右手握拳,用拳面轻轻叩击心俞1~3分钟。

用拇指指腹按压郄门3分钟,力度适中。

用拇指按压曲泽30次,力度适中。

第二节 冠状动脉粥样硬化性心脏病

【手诊特点】

手掌各丘隆起；手掌呈方正形状，手指比较短粗，指端比较粗大（像鼓槌）；智慧线与感情线之间的区域出现"十"字纹；智慧线末端出现"米"字纹。

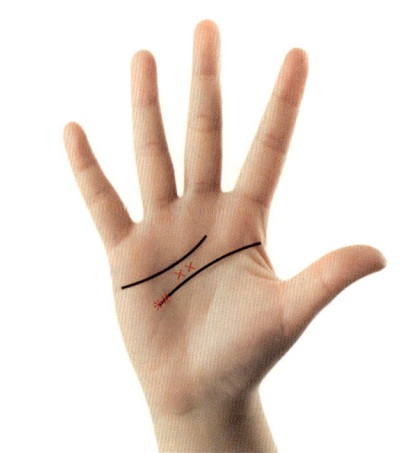

智慧线与感情线之间出现"十"字纹；
智慧线末端出现"米"字纹

【饮食宜忌】

1.宜

多食用植物蛋白及多糖类食物，多食用富含维生素C的食物，多食用高食物纤维的食物，多食用水产海味食物，低盐饮食，食用植物油。如玉米、燕麦、黄豆、兔肉、酸奶、海参、干贝、鲍鱼、泥鳅、山楂、蒜、芹菜、萝卜、洋葱、竹笋、芦笋、紫菜、香菇、南瓜、番薯、芝麻、蛤蜊、青鱼、鳝鱼、橘子、橄榄、葵花子、海松子、香葱、黑木耳、豆油、菜油、花生油、麻油等。

2. 忌

忌多食高脂肪、高胆固醇食物，忌多食单糖食物，忌烟酒。如蛋黄、猪脑、动物内脏、肥肉、鸭蛋、鹅肉、白酒、啤酒等。

【生活指导】

1. 避免过于激动或喜怒忧思无度，保持心情平静愉快。

2. 生活规律，注意保暖，避免忽冷忽热，居处必须保持安静、通风。

3. 保持大便通畅，饮食宜清淡，食勿过饱。

4. 缓解期要注意适当休息，坚持力所能及的活动，做到动中有静，保证充足的睡眠。

【调理方法】

注：所涉及方子剂量均为标准剂量，具体用法用量谨遵医嘱。

饮食调理

茶汁饮——参香通脉茶

丹参 200 g，党参 150 g，当归 120 g，檀香 50 g。上药共研粗末，每用 40~50 g，放入热水瓶中，冲入半瓶沸水，盖上盖，闷 10~20 分钟后即可服用。代茶频饮，每日 1 剂，连服 5~10 日。可气血双补。

粥饭——丹参粥

丹参 30 g，粳米 50 g，大红枣 3 枚，红糖适量。先将丹参放入砂锅中，注入适量清水，用小火煎煮 30 分钟，去渣取汁。粳米淘洗干净，大红枣去核洗净，共放入药汁中，煮成粥即可。早、晚餐温热服食，每日 1 剂，可连服 7 日。食用时调入红糖。可活血化瘀，养血安神。

汤羹——当归羊肉羹

山羊肉 250 g，党参、黄芪、当归各 25 g，生姜及食盐适量。将党参、黄芪、当归用纱布包裹，再将羊肉切块同放砂锅内，加水煎煮至肉烂时，放入生姜及食盐。随意食肉饮汤。可补血活血，补脾益肺，生津养血。

饮食调理

菜肴——黄芪当归蒸鸡

炙黄芪100 g，当归20 g，嫩母鸡1只，黄酒、陈皮粉、胡椒粉、姜片、葱花、盐、味精各适量。将黄芪、当归洗净，共装入纱布药袋，口扎紧。母鸡宰杀后去毛，用刀从裆部切开，取出内脏肠杂。再将鸡放入沸水锅内余透，捞出，再置凉水内冲洗干净，沥尽水分。随之将药袋由鸡裆部装入鸡腹，将鸡入蒸盆并加入葱、姜、盐、黄酒、陈皮粉、胡椒粉及适量清水，上笼入锅隔水蒸2小时左右，最后取弃药袋，加入味精即成。佐餐食用。可补气益血，活血。

蜜膏糖果——双仁膏

桃仁、核桃仁各等分。将桃仁、核桃仁共捣烂和匀，加红糖适量制成膏。每服10 g，每日3次。可活血祛瘀，补肾纳气。

艾 灸

治则：活血通络，行气止痛。

主穴：心俞、内关、神门、巨阙、膻中。

配穴：心脾两虚者加脾俞、足三里；烦热者加劳宫；浮肿者加水分、中极；多汗者加膏肓。

灸法：温和灸；每穴10~20分钟，每次选2~3穴，每日1次。

刮 痧

背部：督脉——大椎至至阳。膀胱经——双侧厥阴俞至心俞、神堂。

胸部：任脉——天突至膻中、巨阙。

上肢：心包经——双侧郄门至间使、内关。

下肢：肾经——双侧太溪。

心绞痛发作时，重点刮拭至阳、双侧心俞、膻中、双侧内关作为辅助手段，及时就医。

足浴

心血瘀阻型

红花 30 g，麻黄、桂枝各 9 g，泽兰根 30 g。将诸药择净，同放入药罐中，加清水适量，浸泡 5~10 分钟后，水煎取汁，放入浴盆中，待温时足浴，每日 2 次，每次 20~30 分钟，每日 1 剂，连用 3~5 日。

痰浊内阻型

瓜蒌、薤白、半夏各 20 g。将上述诸药择净，放入药罐中，加适量水浸泡，浸泡 5~10 分钟后，煎煮取汁，放入浴盆中，待温时足浴，每日 2 次，每次 20~30 分钟。可豁痰通痹。

寒凝心脉型

当归 12 g，桂枝、赤芍各 9 g，细辛 3 g，炙甘草 5 g。将上述诸药择净揉碎，放入药罐中，加水 2 000 mL 煎汤，煮沸 20 分钟后去渣取汁，待温时足浴。每次 30 分钟，每日早、晚各 1 次，每日换药 1 剂，10 日为 1 个疗程。活血行气，宽胸散结。

气滞心胸型

何首乌 20 g，钩藤 12 g，柴胡 10 g，木香 3 g。将上述诸药择净，放入药罐中，加水 2 000 mL 煎汤，煮沸 20 分钟后去渣取汁，待温时足浴。每次 30 分钟，每日早、晚各 1 次，每日换药 1 剂，10 日为 1 个疗程。可活血行气。

推拿

经穴：内关、大陵、神门、少海、曲泽等。

操作：按揉或点按内关、大陵、神门、少海、曲泽，每穴 200~300 次。心慌而无明显心脏病迹象者，只需要重点按摩内关、神门即可。心脏病患者如自己做手部按摩，不应选穴过多，坚持每日按摩 1~2 次。心脏病发病期间应以药物治疗为主，手部按摩为辅。治疗过程中要及时注意患者的表情反应，以免发生危险。

第三节 失 眠

【手诊特点】

十指没有白色健康晕，颜色暗淡；各手指近节指腹出现竖行纹路，尤其无名指下纵纹密布，指丘凹陷。

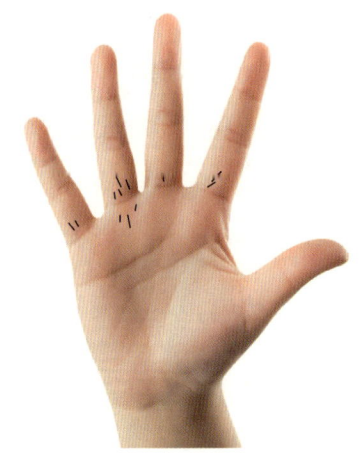

各手指近节指腹出现竖行纹路，
无名指下纵纹密布

【饮食宜忌】

1. 宜

宜食桂圆肉、大枣、银耳、灵芝、百合、金针菜、莲子、莲子心、桑椹、柏子仁、蜂王浆、酸枣仁、猪心、黄鱼、葡萄、牡蛎肉、海参等食物。

2. 忌

忌茶叶、咖啡等。

【生活指导】

1. 养成良好的生活习惯，如按时入睡，改善睡眠环境，睡前不饮浓茶、咖啡和抽烟等。

2. 保持心情愉快，解除忧思焦虑，保持情绪舒畅。

3. 劳逸结合，加强体育锻炼。

【调理方法】

注：所涉及方子剂量均为标准剂量，具体用法用量谨遵医嘱。

饮食调理

粥饭——桂圆八宝莲子粥

桂圆肉 50 g，莲子 50 g，冰糖 100 g，薏苡仁、小豆、枸杞子、蜜枣各 30 g，糖桂花、湿淀粉各适量。将莲子、薏苡仁、小豆放入锅中，加入适量清水，用中火煮烂熟，再加入桂圆肉、枸杞子、蜜枣、冰糖、糖桂花煮沸，用湿淀粉勾芡即成。早、晚温热服食。可补益气血，健脾宁心。

菜肴——枸杞子炒莴苣

莴苣 500 g，枸杞子 15 g，牛奶 20 mL，精制植物油、鲜汤、精盐、味精、葱花、湿淀粉各适量。将莴苣削皮，切成丝待用。炒锅加油烧至七成热，将莴苣丝放入锅中过油，约熟时，捞出控油。炒锅内留少许油烧热，放入葱花炝锅，随即加入鲜汤、精盐、味精及洗净的枸杞子，将莴苣放入锅内，焖烧 2 分钟，盛入盘中，将盘内汤汁放入锅内，加牛奶烧沸，用湿淀粉勾芡，浇在莴苣上即成。佐餐食用。可滋补肝肾，清热安神。

饮食调理

汤羹——竹荪莲子汤

干竹荪 25 g，鲜莲子 60 g，葱花 5 g，枸杞子 5 g，笋片 50 g，鲜汤、精盐、味精、芝麻油各适量。将竹荪用冷水发好洗净，剪去两头，切成斜形块，放在冷水中浸泡。鲜莲子洗净后用冷水浸泡。将竹荪、鲜莲子、笋片、枸杞子一起下入沸水锅中，几分钟后捞出，放入汤碗内。精盐、味精、鲜汤放入锅中，淋入芝麻油，煮沸后出锅，盛入放竹荪的汤碗内，撒上葱花即成。佐餐食用。可清心降火，滋阴安神。

米面食品——清香枸杞饺

面粉 100 g，枸杞嫩尖 100 g，冬笋 50 g，鲜虾仁 100 g，精盐、味精、料酒、白糖、湿淀粉、葱花各适量，熟猪油 50 g。将枸杞嫩尖、冬笋、鲜虾仁均剁成末。炒锅上火，加入猪油 40 g 烧热，先放入枸杞嫩尖末、冬笋末，略煸，再加入虾茸煸炒，然后依次加入料酒、精盐、白糖、味精、湿淀粉，炒匀，出锅晾凉后即成为馅料。面粉放入盆里，加猪油 10 g，加水拌匀和成面团，揉匀备用。用面皮包馅料成饺子。上笼蒸熟即为蒸饺。佐餐食用。可清肝火，凉血热，补肝肾。

艾灸

治则：疏肝解郁，养心安神。

主穴：神门、心俞、内关、太溪、百会。

配穴：肝气郁结者加太冲、行间；肾虚者加三阴交、命门；心脾两虚者加脾俞。

灸法：温和灸，每穴 10~15 分钟，每次选 2~3 穴，每日 1 次，10 次为 1 个疗程。

刮痧

背部：膀胱经——双侧心俞、脾俞、肾俞。

上肢：心经——双侧神门。

下肢：脾经——双侧三阴交。

中成药

安神补心丸： 养心安神。用于心血不足、阴虚内扰所致的心悸失眠、头晕耳鸣。

解郁安神颗粒： 疏肝解郁，安神定志。用于情志不畅、肝郁气滞所致的失眠，心烦，焦虑，健忘；更年期综合征见上述症状者。

天王补心丹： 滋阴养血，补心安神。用于阴虚血少、神志不安证，症见心悸失眠，虚烦神疲，梦遗健忘，手足心热，口舌生疮，舌红少苔，脉细数。

百乐眠胶囊： 滋阴清热，养心安神。用于肝郁阴虚型失眠，症见入睡困难，多梦易醒，醒后不眠，头晕乏力，烦躁易怒，心悸不安等。

泻肝安神丸： 清肝泻火，重镇安神。用于失眠、心烦、惊悸及神经衰弱。

宁心安神胶囊： 镇惊安神，宽胸宁心。用于更年期综合征、神经衰弱。

柏子养心丸： 补气、养血、安神。用于心气虚寒，心悸不宁，失眠多梦，健忘。

人参归脾丸： 益气补血，健脾养心。用于心脾两虚、气血不足所致的心悸，失眠，健忘，食少体倦，面色萎黄。

养血安神丸： 养血安神。用于失眠多梦，心悸头晕。

足 浴

肝火扰心型

山栀、钩藤、菊花各 15 g，竹叶、夏枯草各 5 g。将诸药择净，同放入药罐中，加清水适量。浸泡 5~10 分钟后，水煎取汁，放入浴盆中，待温时足浴。每晚 1 次，每次 15~30 分钟，浴后即可睡觉，连用 7~10 日。可清泻肝火，镇静安神。

心脾两虚型

党参 12 g，黄芪、酸枣仁各 15 g，当归、白术、茯苓、合欢皮各 12 g，桂圆肉 10 g，远志 6 g，大枣 5 枚。将上述诸药择净，放入药罐中，清水浸泡 20 分钟，加水 2 000 mL 煎汤，煮沸 20 分钟后去渣取汁，待温时足浴。每次 30 分钟，每晚 1 次，每日换药 1 剂，7 日为 1 个疗程。可补益心脾，养血安神。

推 拿

治疗原则

调理脏腑,镇静安神。心脾两虚者,治以补益心脾;阴虚火旺者,治以滋阴降火;肝郁化火者,治以疏肝泻热;痰热内扰者,治以化痰清热。

基本治法

(1)头面及颈部操作

取穴:印堂、神庭、太阳、睛明、攒竹、鱼腰、角孙、百会、风池、肩井。

主要手法:一指禅推法、抹法、按揉法、扫散法、拿法。

操作方法:患者坐位,医者用一指禅推法从印堂穴向上推至神庭穴,往返5~6遍;再从印堂穴向两侧沿眉弓推至太阳穴,往返5~6遍;然后从印堂穴开始沿眼眶周围治疗,往返3~4遍。沿上述部位用双手抹法治疗5~6遍。指按揉印堂、攒竹、睛明、鱼腰、太阳、神庭、角孙、百会,每穴1~2分钟。用扫散法在头两侧胆经循行部位治疗,每侧20~30次。拿五经、拿风池、拿肩井,时间2~3分钟。

(2)腹部操作

取穴:中脘、气海、关元。

主要手法:摩法、按揉法。

操作方法:患者仰卧位,医者用掌摩法先顺时针方向摩腹,再逆时针方向摩腹,时间约3分钟。指按揉中脘、气海、关元,每穴1~2分钟。

(3)腰背部操作

取穴:心俞、肝俞、脾俞、胃俞、肾俞、命门。

主要手法:㨰法、掌推法。

操作方法:患者仰卧位。医者用㨰法在患者背部、腰部施术,重点在心俞、肝俞、脾俞、胃俞、肾俞、命门等部位,时间约5分钟。用掌推法从背部沿脊柱自上而下推至腰骶部,反复操作3~4遍。

第四节 高血压

【手诊特点】

生命线起点偏高，即高于手掌虎口的 1/2。生命线，就是由手掌虎口中央起点自然走向手腕之处，将拇指围起之掌纹。标准生命线深刻明晰、不间断、不分叉，不超过中指的中垂线。

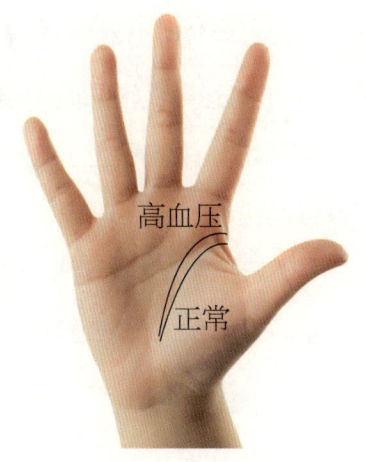

生命线起点偏高

【饮食宜忌】

1. 宜

饮食宜清淡而富有营养，宜低胆固醇、低盐、低糖饮食。多食富含维生素 C、维生素 B_6 等的食物，因为这些维生素都有软化血管和降低血液胆固醇的作用。

2. 忌

忌食刺激性食物，如酒类、辣椒等；限制高热量食物如米、面，特别是糖类；勿吃高胆固醇食物如蛋黄、动物内脏等。

【生活指导】

1. 减少钠盐的摄入，烹调时尽可能使用定量盐勺，增加富钾食物（新鲜蔬菜、水果和豆类）的摄入量。

2. 合理膳食，限制饮酒。

3. 通过自我监测体重、合理膳食、增加体力活动和运动等综合生活方式干预控制体重，所有超重和肥胖患者应减重，正常体重者将体重维持在健康范围内（体重指数 18.5~23.9 kg/m^2；男性腰围 <90 cm，女性腰围 <85 cm）。

4. 可采取有氧运动、抗阻运动、呼吸训练、柔韧性训练与拉伸训练等，对于血压控制良好的高血压患者，建议以中等强度有氧运动为主，每天 30 分钟，每周 5~7 天，最好辅以每周 2~3 次的抗阻运动，增加肌肉量；也建议同时结合呼吸训练与柔韧性训练和拉伸训练，对于血压未控制者（收缩压 >160 mmHg），在血压得到控制前，不推荐进行高强度运动。

5. 高血压吸烟者应戒烟，且不吸二手烟；尽量避免使用电子烟替代疗法。

6. 按时作息，确保睡眠质量，尽量保证每晚睡眠时间为 7~9 小时。

【调理方法】

注：所涉及方子剂量均为标准剂量，具体用法用量谨遵医嘱。

饮食调理

茶汁饮——平肝清热茶

龙胆草、醋柴胡、川芎各 18 g，甘菊、细生地黄各 12 g。将上药混匀，捣碎成粗末，水煎。取汁代茶频服。可清热平肝，滋阴活血。

粥饭——决明子粥

决明子 15 g，粳米 60 g，冰糖少许，或加白菊花 10 g。先将决明子放入锅内炒至微有香味，取出待冷后煎汁，或与白菊花同煎取汁，去渣后放入粳米煮粥，待粥将热时加入冰糖，再煮一二沸即可。每日早、晚食用。可清肝降火，平肝潜阳。

菜肴——香干肉丝炒芹菜

芹菜 150 g，香豆腐干 50 g，猪瘦肉 50 g，豆油、酱油各适量。芹菜去根洗净，用沸水炸过，切成细丝；香豆腐干、猪肉分别切成细丝。油锅烧热后，放入肉丝煸炒至八成熟，放入芹菜、香豆腐干丝、酱油，炒熟即成。佐餐食用。可健脾养肝，降压明目，护肤润肌。

汤羹——荠菜荸荠芹菜汤

荠菜、荸荠、芹菜各 100 g，植物油少许，味精、精盐各适量。荠菜洗净切碎；荸荠去皮切片；芹菜洗净切小段，入沸水中焯一下捞出。油锅烧热，放入芹菜煸炒片刻，加入荸荠和适量水，煮沸 5 分钟后放入荠菜，烧沸后加入精盐、味精调味即可。佐餐食用，分 2 次服食。可平肝凉血，降压利尿。

米面食品——桑椹芝麻糕

桑椹 30 g，黑芝麻 60 g，麻仁 10 g，糯米粉 700 g，粳米粉 300 g，白糖 30 g。将黑芝麻用文火炒香；桑椹、麻仁洗净水煎 20 分钟，去渣取汁，加入糯米粉、粳米粉、白糖及水适量，揉成面团做成糕，撒上黑芝麻，上笼蒸 20 分钟即可。作早点食用。可滋补肝肾，健脾益胃。

蜜膏糖果——夏枯草蜜膏

夏枯草 1 000 g，蜂蜜 400 g。夏枯草加水煎熬，共煎 3 次，合并药液过滤取汁，将汁炼熬成清膏，加入蜂蜜，炼透收膏装瓶。可清泻肝火。

艾 灸

治则：平肝潜阳，补肾益肝，祛痰化浊。

主穴：足三里、曲池、百会、内关、风池。

配穴：肝阳上亢者加肝俞、太冲、行间；痰湿壅盛者加内关、丰隆；晕甚、头痛者加行间、阳陵泉、太阳。

灸法：温和灸，每穴10~25分钟，每次选3~5穴，每日1次，10日为1个疗程。

刮 痧

背部：督脉——大椎至长强。膀胱经——双侧肺俞至心俞。

上肢：大肠经——双侧曲池。

下肢：胆经——双侧风市。胃经——双侧足三里。肾经——双侧太溪。肝经——双侧太冲。

足 浴

肝阳上亢型

牛膝、钩藤各30 g。加清水适量，浸泡5~10分钟后，水煎取汁，放入浴盆中，待温时足浴，可不断加热水以保持水温，加至盆满为止。每日早起后和晚睡前足浴，每次30~40分钟，以不适症状减轻或消失为1个疗程，连续1~2个疗程。可平肝息风。

肝肾阴虚型

生地黄、桑寄生各100 g。将上述药物放入药罐，加入适量清水浸泡，浸泡5~10分钟后，水煎取汁，倒入浴盆中，待温时足浴，每日2次，每次10~15分钟，每日1剂，连用7~10日。可养阴滋水，平肝息风。

推 拿

按摩治疗高血压的常用手法有按法、摩法、推法、拿法、揉法、擦法、搡法。

手部降血压的按摩选穴： 按、摩及指压合谷、神门、内关、阳溪、太渊、阴郄、后溪、曲池。

推头： 用两手大小鱼际按住头部两侧揉动，由太阳穴揉到风池穴，然后改用两手拇指揉风池穴，以达到有酸胀感为度。

顺气： 两手平放在胸上，掌心贴胸部，用鼻深吸一口气，接着用口呼气，两手慢慢向下扶到小腹部，反复做 10 遍。

按腰： 两手手指并拢，并按腰背脊柱两侧，从上往下挤压至臀部尾骨处，每次 20 遍。

捏掌心： 血压急剧上升时，捏掌心可作为紧急降压措施。先从右手开始，用左手的拇指按右手掌心，并从掌心一直向上按到指尖，从手掌各个部位起至每根指尖。然后再以同样操作按左手掌。

按摩、推擦涌泉穴： 取坐位于床上，用两手拇指指腹自涌泉穴推至足跟，出现局部热感后终止操作，每日 1~2 次。然后将一条腿放在另一条腿上，同侧手托住足踝，对侧手用小鱼际部在涌泉穴做上下推擦，直到足心发热为止，再换另一条腿。

揉曲池穴： 按揉肘关节处曲池穴，先用右手再换左手，此法可清热、降压。

第九章
常见神经系统疾病的手诊表现及调理

第一节 眩 晕

【手诊特点】

手掌的三大主线均浅,提示易发眩晕。智慧线中央有光滑大岛纹,表示容易发生眩晕。智慧线在中指下出现不规则岛纹,提示易患眩晕。

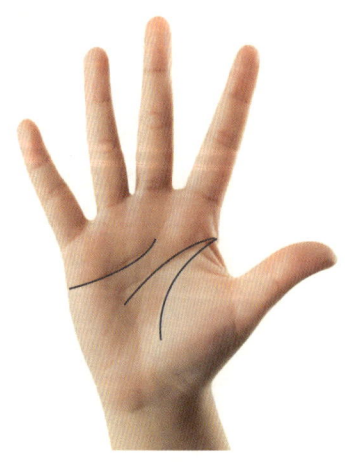

三大主线均浅

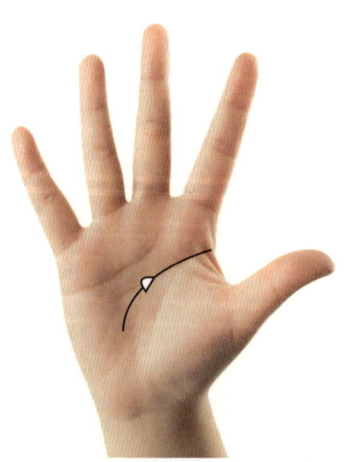

智慧线中央有大岛纹

【饮食宜忌】

1. 宜

实证眩晕者饮食宜清淡，除米、面、豆类主食外，多吃新鲜蔬菜、水果。虚证眩晕者饮食宜多样化，以瘦肉、鸡蛋、鸡汤等清补为宜。

2. 忌

实证眩晕者忌煎炒、炙烤，忌油脂肥厚的食物、辛辣刺激品，如洋葱、酒、葱、蒜、韭菜等，以免生痰生火。虚证眩晕者忌食生冷。

【生活指导】

1. 居住环境保持安静、舒适，避免噪声，光线柔和。

2. 保证充足的睡眠，注意劳逸结合。

3. 保持心情愉快。

4. 眩晕发作时应卧床休息，闭目养神，少做或不做旋转、弯腰等动作，以免诱发或加重病情。重症患者要密切注意血压、呼吸、神志、脉搏等情况，以便及时处理。

【调理方法】

注：所涉及方子剂量均为标准剂量，具体用法用量谨遵医嘱。

饮食调理

茶汁饮——天麻石藕饮

天麻9g，钩藤12g，石决明15g。将上药用布包，煎水去渣。趁热烫熟藕粉20g，白糖调味服食。取汁代茶频服。可清热平肝。

粥饭——茯苓赤小豆粥

茯苓15g，赤小豆18g，粳米60g。常法煮粥。每日早、晚食用。可清肝化痰。

菜肴——首乌当归炖鸡

鸡肉250g，制何首乌、当归、枸杞子各20g，精盐适量。将鸡肉洗净后切块，与洗净的何首乌、当归、枸杞子同放入砂锅，加水适量，用大火煮沸后再用小火炖至鸡肉熟烂，加精盐调味即可。佐餐食用。可补肝肾，滋阴血。

汤羹——芹菜苦瓜汤

芹菜500g，苦瓜60g，冰糖适量。芹菜、苦瓜用沸水烫2分钟，切碎绞汁，加冰糖适量，开水冲服。佐餐食用，分2次服食。可平肝潜阳。

米面食品——龙眼鸡蛋糕

龙眼肉50g，鸡蛋3个，大枣30枚，糯米粉700g，粳米粉300g，白糖30g。鸡蛋打匀，龙眼、大枣水煎20分钟后榨汁，加入糯米粉、粳米粉、鸡蛋液、白糖及水适量，揉成面团做成糕，上笼蒸20分钟即可。作早点食用。可滋补肝肾，补益气血。

蜜膏糖果——莲子当归蜜丸

莲子肉20g，当归、金樱子各10g，锁阳、牡蛎、龙骨、茯神、芡实各8g，远志、枣仁、莲须各6g，知母、黄柏、生地黄各5g，肉桂4g，川楝子3g。上述药物加水煎熬，共煎3次，合并药液过滤取汁，将汁炼熬成清膏，加入蜂蜜，炼透收膏装瓶。可滋阴泻火，平抑肝阳。

中成药

清眩丸： 散风清热。用于风热头晕目眩，偏正头痛，鼻塞牙痛。

脑立清丸： 平肝潜阳，醒脑安神。用于肝阳上亢，头晕目眩，耳鸣口苦，心烦难寐。

眩晕宁： 健脾利湿，益肝补肾。用于痰湿中阻，肝肾不足引起的头昏、头晕。

松龄血脉康胶囊： 平肝潜阳，镇心安神。用于肝阳上亢所致的头痛，眩晕，急躁易怒，心悸，失眠。

足浴

夏枯草 30 g，钩藤 20 g，桑叶 15 g，菊花 20 g。加清水适量，浸泡 5~10 分钟后水煎取汁，放入浴盆中，待温时足浴，可不断加热水以保持水温，加至盆满为止。每日早起后和晚睡前足浴，每次 30~40 分钟，以不适症状减轻或消失为 1 个疗程，连续 1~2 个疗程。可平肝息风。

刮痧

选穴： 百会、血海、膈俞、足三里、三阴交、气海。

刮拭顺序： 先按揉头顶百会穴，其次刮背部膈俞，然后刮腹部气海穴，再刮下肢内侧血海至三阴交穴，最后刮下肢外侧足三里穴。

刮拭方法： 在需刮痧部位涂抹适量刮痧油。先按揉头顶百会穴，约 3 分钟，用力不宜过猛。背部膈俞穴，用力要轻柔，不可用力过重，可用刮板角部刮拭，以出痧为度。刮拭腹部正中线气海穴，用刮板角部自上而下刮拭。刮拭下肢内侧部血海穴至三阴交穴，由上向下刮，在膝关节处可作停顿，或分段刮至三阴交穴，在三阴交穴处重刮，刮 30 次，以出痧为度。最后重刮足三里穴，各 30 次，不出痧。

艾 灸

处方一

穴位：百会、神阙、风池（双）、脾俞（双）、血海（双）、足三里（双）、气海。

灸法：①艾条温和灸，每次每穴悬灸 10 分钟左右，或实按灸 5 次左右，每日 1 次，5 次为 1 个疗程。②艾炷隔姜灸，每次每穴灸 5~7 壮，艾炷如黄豆或枣核大小，每日 1 次，7 次为 1 个疗程。

主治：头晕目眩，动则加剧，遇劳则发，爪甲不荣，神疲乏力，心悸少寐，纳差食少，便溏，舌淡苔薄白，脉细弱。

处方二

穴位：百会、神阙、风池（双）、肝俞（双）、三阴交（双）、太冲（双）。

灸法：灯火灸，取灯心草蘸油后，点燃施灸，每次每穴灸 1~2 壮，10 日为 1 个疗程。如无灯心草可以用线香代替施灸。

主治：眩晕耳鸣，头痛且胀，遇劳累、恼怒加重，肢麻震颤，失眠多梦，心烦口干，耳鸣，两目干涩，舌淡红苔薄白，脉细弦。

处方三

穴位：内关（双）、丰隆（双）、中脘、阴陵泉（双）。

灸法：①艾条温和灸，每次选用 2~4 个穴位，每穴灸 15~20 分钟，每日或隔日灸 1 次。②艾炷隔姜灸，每次选用 2~4 个穴位，每穴灸 5~7 壮，艾炷如黄豆或枣核大小，每日或隔日灸 1 次。

主治：眩晕，头重如蒙，视物旋转，胸闷恶心，呕吐痰涎，食少多寐，舌淡苔白腻，脉濡滑。

推 拿

眩晕的推拿治疗要根据补虚泻实、调整阴阳的原则，在头面、四肢及腰背部施以相应的手法。

头面及颈部操作

穴位及部位：太阳、攒竹、鱼腰、印堂、睛明、四白，前额部、眼眶部。

主要手法：抹法、推法、按法、揉法、拿法。

操作方法：按揉太阳、攒竹、鱼腰、印堂、睛明、四白，每穴1~2分钟；推印堂至发际，分推额部、眼眶部，抹太阳至颞侧5~8遍；抹督脉（项部），拿风池、风府3~5分钟。

注意事项：头部推拿治疗时，应该固定患者头部，不要使头部晃动，防止头晕加重。

腰背部操作

穴位及部位：心俞、膈俞、肝俞、脾俞、肾俞，背部、腰部。

主要手法：擦法、推法。

操作方法：横擦五脏俞及膈俞，前臂内侧与治疗部位相对，腕掌与五指伸直，以全掌附着在治疗部位，沿着背腰部两侧的五脏俞之间做往返移动摩擦，以透热为度。掌根直推背部膀胱经5~10遍。

四肢部操作

穴位及部位：曲池、神门、阳陵泉、涌泉，上肢内侧、下肢内侧阴经。

主要手法：按法、揉法、擦法、拿法。

操作方法：按揉曲池、神门、阳陵泉，擦涌泉，操作8~10分钟。拿上肢，屈侧力量重，伸侧宜轻。按揉下肢内侧3~5分钟。

第二节 头 痛

【手诊特点】

手掌呈青白色者易发生头痛。通贯掌呈链状，或智慧线与生命线之间有明显的连接线时，多提示顽固性头痛。智慧线末端有大的"米"字纹、"十"字纹时，提示头痛。智慧线紊乱，或食指下掌面有乱纹、病理纹者，提示头痛。2条生命线且被干扰线干扰者，常因用脑过度而头痛。中指第二指节青筋显露，提示头痛。

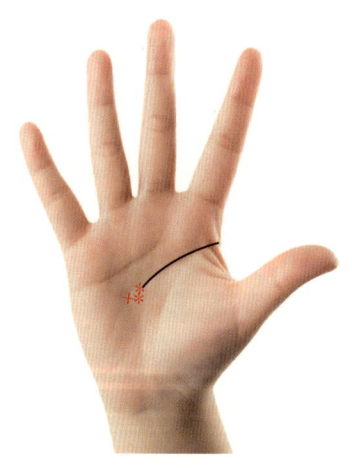

智慧线末端有较大"米"字纹、"十"字纹

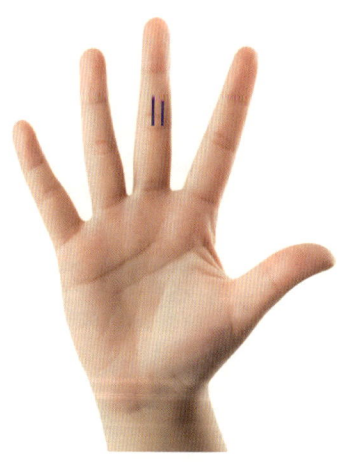

中指第二指节青筋显露

【饮食宜忌】

1. 宜

饮食要营养丰富，平时应多食富含维生素的食物。多食新鲜蔬菜水果、豆制品、瘦肉，以清淡为宜。

2. 忌

忌食油炸物、刺激性食物、辛辣食物、海鲜产品及热性食物等。忌浓茶、烟酒。

【生活指导】

1. 定时定量规律饮食，注意营养。

2. 定期锻炼，如散步、游泳或骑自行车，循序渐进，避免激烈运动。

3. 确保睡眠充足，避免摄入大量咖啡因。

4. 保持心情愉悦，控制压力。

5. 肌肉紧张会导致头痛或使头痛加重，工作时注意保持良好姿势，避免长时间低头伏案，尝试按摩可以减少肌肉紧张，减轻头痛。

【调理方法】

注：所涉及方子剂量均为标准剂量，具体用法用量谨遵医嘱。

饮食调理

茶汁饮——旱芹汁饮

旱芹适量。旱芹取汁饮。代茶频服。可清热平肝。

粥饭——巨胜粥

巨胜子 10~15 g，粳米 60 g，冰糖少许。先将巨胜子放入锅内炒至微有香味，取出待冷后煎汁，放入粳米煮粥，待粥将熟时加入冰糖，再煮一二沸即可。每日早、晚食用。可养血补血。

菜肴——红糖蒸猪脑

猪脑 1 个，红糖适量。挑开猪脑小血管洗净，放锅内加红糖煮熟。佐餐食用。可滋肾补脑。

汤羹——穞豆衣菊花汤

穞豆衣 100 g，菊花 20 g。穞豆衣、菊花汤洗净加入适量水，煮沸。佐餐食用，分 2 次服食。可平肝潜阳。

饮食调理

米面食品——葵子白糖糕

向日葵子60 g，糯米粉700 g，粳米粉300 g，白糖30 g。将向日葵子用文火炒香，碾碎，加入糯米粉、粳米粉、白糖及水适量，揉成面团做成糕，上笼蒸20分钟即可。作早点食用。可养血补血。

蜜膏糖果——核桃仁蜜膏

核桃仁1 000 g，蜂蜜400 g。核桃仁加水煎熬，共煎3次，合并药液过滤取汁，将汁炼熬成清膏，加入蜂蜜，炼透收膏装瓶。可活血化瘀。

艾灸

治则：平肝潜阳，补肾益肝，祛痰化浊。

主穴：印堂、前发际、太阳、百会、后发际。

配穴：肝阳上亢者加肝俞、太冲、行间；痰湿壅盛者加内关、丰隆；晕甚、头痛者加行间、阳陵泉。

灸法：温和灸，每穴10~25分钟，每次选3~5穴，每日1次，10日为1个疗程。

中成药

正天丸：疏风活血，养血平肝，通络止痛。

通天口服液：活血化瘀，祛风止痛。

全天麻片：平肝，息风，止痉。

推拿

用食指指腹适当用力按揉百会穴1分钟。

用双手指腹按揉两侧太阳穴1分钟。

用拇指指腹点按太冲穴1分钟，力度适中。

用拇指和食指夹住合谷穴，用力按揉1分钟。

第三节 中风

【手诊特点】

玉柱线（即事业线）上端有"×"形纹。生命线末端有分叉。三大主线（感情线、智慧线、生命线）呈暗褐色，沉滞的颜色用指压不褪色。生命线纹浅，宽而不紧。智慧线偏细，或出现中断，真断、假断都可。中指下方丘体出现聚集的杂乱线。

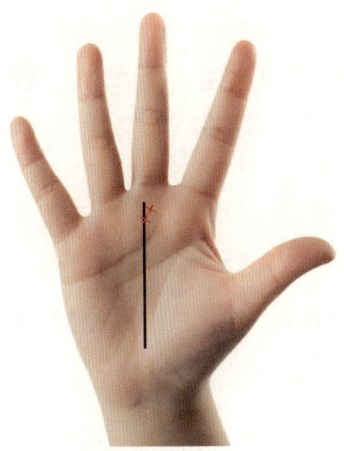

玉柱线上端有"×"形纹

【饮食宜忌】

1.宜

多食用植物蛋白及多糖类食物；多食用富含维生素 C 的食物；多食用高纤维的食物；多食用水产海味食物；宜低盐饮食及食用植物油。如玉米、燕麦、黄豆、黑木耳、豆油、菜油、花生油、麻油等。

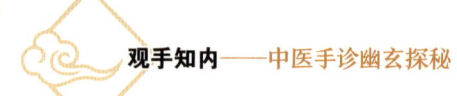

2. 忌

忌多食高脂肪、高胆固醇食物，忌多食单糖食物，忌吸烟、饮酒。如肥肉、蛋黄、猪肝、猪肾、鸭蛋、鹅肉、白酒、啤酒等。

【生活指导】

1. 健康饮食，控制盐分摄入。

2. 定期运动，每周进行150分钟的中等强度运动（如快步走、骑自行车），或75分钟的高强度运动（如跑步、游泳），切忌久坐。

3. 保持良好的睡眠，保证每晚7~9小时的优质睡眠。

4. 戒烟酒。

5. 定期监测血压、血脂、血糖，保持健康体重，避免肥胖。

【调理方法】

注：所涉及方子剂量均为标准剂量，具体用法用量谨遵医嘱。

饮食调理

茶汁饮——三藤饮

丝瓜藤、鸡血藤、夜交藤各15 g。上三味水煎20分钟即成。每日1剂，连服2周，代茶饮。可养血活血，祛风通络，安神。用于脑梗死后遗症见半身不遂，肢体酸痛，筋脉拘挛，手足麻木，夜眠不安者。

粥饭——豆豉粥

豆豉10 g，荆芥6 g，薄荷6 g，葱白4 g，生姜10片，盐少许，羊髓50 g，粳米100 g。先煎荆芥、豆豉、葱白、生姜，后下薄荷，去渣取汁备用。将汁加入清水，并入粳米、羊髓煮粥，待熟，加盐调味即成。空腹服食。可祛风通络。用于脑中风手足不遂，口眼歪斜，言语謇涩，精神昏闷者。

饮食调理

菜肴——天麻炖猪脑

天麻 10 g，猪脑 1 个。将猪脑洗净，同天麻一起放入瓦盅内隔水炖熟即成。炖熟服食，上述为 1 次量。本方四季可用，用时可每日或隔日 1 次，需 3~4 次显效。可祛风开窍，通血脉，镇静，滋养。用于脑出血后半身不遂、言语謇涩者。

汤羹——黄芪猪肉羹

黄芪 30 g，大枣 10 枚，当归、枸杞子各 10 g，猪瘦肉 100 g。猪瘦肉切片，与上述诸药共炖汤，加食盐少许调味。食肉饮汤，每日 1 剂，可连用 1~2 个月。可滋补肝肾，益气起痿。用于脑血栓后遗症肢体痿弱、手足麻木、半身不遂者，亦用于脑出血后遗症出现上述表现者。

蜜膏糖果——青果白金膏

鲜青果 500 g，郁金 250 g，明矾粉 100 g，白僵蚕（研末）100 g，蜂蜜适量。鲜青果打碎，白僵蚕研末。将青果与郁金放入砂锅内，加水 1 000 mL，煮 1 小时后滤出药汁，再加水 500 mL，煮同前。将 2 次药汁混合，文火浓缩至 500 mL，加明矾粉、僵蚕粉及蜂蜜收膏。每日早、晚各服 10 mL，开水送下。需间断服用，以免伤胃。可豁痰解痉，化痰散结，开窍息风。用于脑出血风痰阻络，语言謇涩不利，或有神志障碍者。脑梗死重者亦可选用本方。

艾灸

治则：通经活络。

主穴：上肢瘫痪，取肩井、手三里、曲池、外关、合谷；下肢瘫痪，取伏兔、阳陵泉、三阴交、足三里。

配穴：语言不利者加廉泉；口眼歪斜者加地仓、下关。

灸法：温和灸，每穴 10~25 分钟，每次选 3~5 穴，初病每日灸 1 次，恢复期或后遗症期隔日 1 次，15 次为 1 个疗程。

刮痧

总体治疗方法

头颈部：督脉——百会至风府。胆经——双侧风池至肩井。

背部：督脉——大椎、神道至至阳。膀胱经——双侧风门至心俞。

胸腹部：任脉——膻中至鸠尾。

上肢：心包经——双侧曲泽至内关。

下肢：肝经——双侧太冲。膀胱经——双侧京骨。胃经——双侧丰隆。

中风后遗症

（1）失语

中风后不能言语，但无理解障碍，称"运动性失语"。其他如语言不利，构音不清者，对照此刮痧治疗。

头颈部：督脉——风府至哑门。任脉——廉泉、天突。

上肢：心包经——双侧内关。心经——双侧通里。大肠经——双侧合谷。

（2）半身不遂

患中风后，遗留有半身不遂，肢体麻木，口眼歪斜，语言不利等症状为中风后遗症。凡脑血管病后遗症、脑性瘫痪皆可照此刮痧治疗。

头部：督脉——百会。

背部：督脉——大椎至腰阳关。夹脊——与大椎至腰阳关平行的双侧夹脊穴。

上肢：大肠经——患侧肩髃、曲池、合谷。小肠经——患侧肩贞。三焦经——患侧支沟至外关。

下肢：胆经——患侧环跳、风市、阳陵泉、悬钟。膀胱经——患侧殷门、委中、承山。胃经——患侧足三里、丰隆。

中成药

消栓通络片：活血化瘀，温经通络。用于中风恢复期半身不遂，肢体麻木。

第九章 常见神经系统疾病的手诊表现及调理

足 浴

阴虚风动型

黄芪 50 g，麦冬 30 g，丹参 30 g，桃仁 10 g，红花 10 g，地龙 10 g，川芎 12 g，鸡血藤 30 g。将上述诸药择净，放入药罐中，清水浸泡 20 分钟，加水 2 000 mL 煎汤，煮沸 20 分钟后去渣取汁，待温后足浴。每次 30 分钟，每日早、晚各 1 次。可益气养血，化瘀通络。

气虚血瘀型

伸筋草、透骨草、红花各 30 g。将上述诸药择净，放入药罐中，清水浸泡 20 分钟，加水 2 000 mL 煎汤，煮沸 20 分钟后去渣取汁，待温后足浴。每次 30 分钟，每日早、晚各 1 次，每日换药 1 剂，30 日为 1 个疗程。可补气活血，祛痰息风。

风痰上扰型

当归、牛膝各 15 g，天南星 12 g，钩藤 20 g，秦艽 15 g，桑寄生 9 g。将上述诸药择净，放入药罐中，加水 2 000 mL 煎汤，煮沸 20 分钟后去渣取汁，待温后足浴。每次 30 分钟，每日早、晚各 1 次，每日换药 1 剂，30 日为 1 个疗程。可滋阴潜阳，益肾通络。

推 拿

治疗原则

适用于中风病的中经络和中风后遗症。疏通经脉，调和气血，促进功能的恢复。

基本治法

（1）头面部操作

取穴及部位：印堂、神庭、睛明、太阳、阳白、鱼腰、迎香、下关、颊车、地仓、水沟、百会、风池，侧头部，面部。

操作方法：患者仰卧位，医者坐于一侧。先推印堂至神庭，继而用一指禅推法自印堂依次推至睛明、阳白、鱼腰、太阳、四白、迎香、下关、颊车、

推 拿

地仓、水沟等穴，往返推1~2遍。然后推百会穴1分钟，并从百会穴横行推到耳郭上方发际，往返数次，强度要大，以微有胀痛感为宜。揉风池穴1分钟。同时用掌根轻揉痉挛一侧的面颊部。最后以扫散法施于头部两侧（重点在胆经），拿五经，擦面部。

（2）上肢部操作

取穴及部位：肩髃、臂臑、曲池、手三里，上肢部。

操作方法：患者由仰卧位改为侧卧位（或保持仰卧位），医者立于患侧。先拿揉肩关节前后侧，继之㨰肩关节周围，再移至上肢，依次㨰上肢的后侧、外侧与前侧（从肩到腕上），往返㨰2~3遍；然后按揉肩髃、臂臑、曲池、手三里等上肢诸穴，每穴约1分钟；轻摇肩关节、肘关节及腕关节，拿捏全上肢5遍；最后搓抖上肢，捻五指。

（3）腰背部及下肢后侧操作

取穴及部位：八髎、环跳、承扶、殷门、委中、承山，腰部、骶部、下肢后侧部。

操作方法：患者俯卧位，医者立于患侧。先推拿督脉与膀胱经（用"八"字推法）至骶尾部，继之施以㨰法于膀胱经夹脊穴及八髎、环跳、承扶、殷门、委中、承山等穴；轻快拍打腰骶部及背部；擦背部、腰骶部及下肢后侧。

（4）下肢前、内、外侧操作

取穴及部位：髀关、伏兔、风市、梁丘、血海、膝眼、足三里、三阴交，下肢前、内、外侧部。

操作方法：患者仰卧位，医者立于患侧。先㨰患者外侧（髀关至足三里、解溪）、前侧（腹股沟至髌上）、内侧（腹股沟至血海），往返㨰2~3遍；然后按揉髀关、风市、伏兔、血海、梁丘、膝眼、足三里、三阴交、解溪等穴，每穴约1分钟；轻摇髋、膝、踝等关节；拿捏大腿、小腿肌肉5遍；最后搓下肢，捻五趾。

第十章
常见消化系统疾病的手诊表现及调理

第一节 慢性胃炎

【手诊特点】

生命线起始段下方有杂乱的网状纹或"十"字状纹;生命线起始段有 1 条或多条短线切过;生命线上有巨大岛纹,岛纹连续不断。

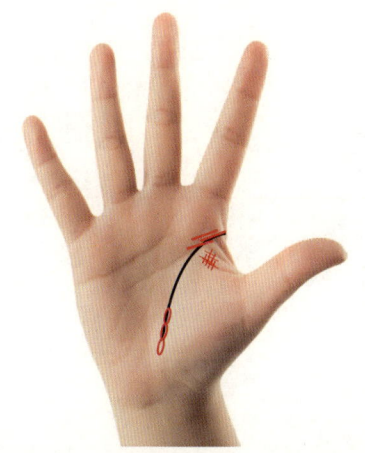

生命线起始段有杂乱网状纹;生命线起始段
有多条短线切过;生命线上有巨大岛纹

【饮食宜忌】

1. 宜

饮食要定时定量，易于消化。少食多餐，细嚼慢咽。萎缩性胃炎，胃阴不足者，宜食滋润多汁食物，如藕粉、粥类、果汁、酸味水果或乌梅制品；副食烹调中，也可用些醋，以增加胃酸。肥厚性胃炎者，宜进食一些碱性食物，如苋菜、芹菜、海带、牛奶、豆制品等；在面食和米粥中也可以适当加碱以中和胃酸。

2. 忌

胃炎应忌烈酒、浓茶、咖啡等刺激性饮料和辣椒、胡椒、芥末等辛辣芳香调料。胃酸过多者，应忌食酸性食物，少吃糖类；胃酸缺少者，应忌食碱性食物。此外，应注意保持精神愉快，情绪稳定，有利于恢复健康。

【生活指导】

1. 饮食以少食多餐，营养丰富，清淡易消化为原则。不宜饮酒及过食生冷、辛辣食物；切忌粗硬饮食，暴饮暴食，或饥饱无常。
2. 应保持精神愉快，避免忧思恼怒及情绪紧张。
3. 注意劳逸结合，避免劳累，病情较重时需适当休息。

【调理方法】

注：所涉及方子剂量均为标准剂量，具体用法用量谨遵医嘱。

饮食调理

茶汁饮——代代花茶

代代花3g。上药沸水冲泡。代茶饮。每日1剂。可疏肝理气，和胃解郁。

粥饭——肉豆蔻粥

肉豆蔻6g，生姜少许，粳米30~60g。将粳米洗净，加水适量，文火煮成粥。肉豆蔻研末，生姜切丝，加入粥中，再煮10~15分钟，调味即可。随量食用。可行气消胀，温中开胃，涩肠止泻。

饮食调理

菜肴——合欢花蒸猪肝

干合欢花 10~12 g，猪肝、食盐适量。干合欢花放在碟中，加清水少许浸泡 4~6 小时，将猪肝切片一同放入碟中，加少量食盐一起隔水蒸熟即可。佐餐服食。可疏肝理气，和胃解郁。

汤羹——砂仁鲫鱼汤

鲫鱼 500 g，砂仁 10 g，荜茇 10 g，陈皮 3 g。将鲫鱼活杀，去鳞、腮和肠杂，洗净；砂仁、荜茇、陈皮洗净，稍切碎，纳入鲫鱼腹内，或用纱布包好；把腹内装有药材的鱼（或鱼与另包的药材）放入锅内，加清水适量，武火煮沸后，文火煮 1 小时，去药渣，调味即可。随量食肉饮汤。可温中祛寒，行气止痛。

米面食品——益脾饼

白术 20 g，干姜 6 g，鸡内金 10 g，红枣 250 g，面粉 500 g。将白术、干姜用水煎熬取汁约 200 mL，红枣煮熟，去枣核，压成泥，鸡内金研成极细粉，与面粉共和一处，加食盐适量，水和均匀，做成饼，锅中烙熟即可。可健脾益气，消食和胃。

艾 灸

治则：疏肝理气，活血暖胃，养阴止痛。

主穴：中脘、胃俞、足三里、上腹部阿是穴。

配穴：脾胃虚弱者加脾俞；肝气或肝火犯胃者加行间；血瘀胃络者加膈俞。

灸法：无瘢痕灸或三伏灸、三九灸，每穴 10~25 分钟，每次选 3~5 穴，每日 1 次，10 日为 1 个疗程。

刮 痧

背部：督脉——大椎至命门。膀胱经——双侧肝俞至胃俞，大肠俞至小肠俞。

腹部：任脉——上脘至下脘、气海。胃经——双侧天枢。

下肢：胃经——双侧足三里。肝经——双侧太冲。

中成药

温胃舒胶囊：温中养胃，行气止痛。用于中焦虚寒所致的胃痛，症见胃脘冷痛，腹胀嗳气，纳差食少，畏寒无力；浅表性胃炎见上述证候者。

虚寒胃痛颗粒：益气健脾，温胃止痛。用于脾虚胃弱所致的胃痛，症见胃脘隐痛，喜温喜按，遇冷或空腹加重。

复方胃乐舒口服液：健脾和中，止痛。用于脾虚胃痛、胃脘痛。

阴虚胃痛颗粒：养阴益胃，缓中止痛。用于胃阴不足引起的胃腔隐隐灼痛，口干舌燥，纳呆干呕等症；慢性胃炎、消化性溃疡等见上述证候者。

三九胃泰：消炎止痛，理气健胃。用于浅表性胃炎、糜烂性胃炎。

养胃颗粒：养胃健脾，理气和中，消除胃胀。用于慢性胃炎、萎缩性胃炎。

胃乃安胶囊：补气健脾，活血止痛。用于脾胃气虚、瘀血阻滞所致的胃痛，症见胃脘隐痛或刺痛，纳呆食少；慢性胃炎见上述证候者。

气滞胃痛颗粒：疏肝理气，和胃止痛。用于肝郁气滞，胸痞胀满，胃脘疼痛。

附子理中丸：温中散寒，健胃。用于脾胃虚寒，呕吐泄泻，胸满腹痛，消化不良。

推拿

治疗原则

和胃止痛，疏肝健脾。

治疗方法

慢性胃炎的推拿治疗，先用右手拇指罗纹面按揉左侧内关穴1~2分钟。再用左手拇指罗纹面按揉右侧内关穴1~2分钟。按摩内关穴能清包络、疏三焦、宁神和胃、宽胸理气，对于治疗胃胀、胃痛等胃部疾患收效极快。

慢性胃炎的推拿治疗还可以取仰卧位，双手四指并拢，指尖放在中脘穴部，随着呼吸适当用力徐徐下压，约10次呼吸之后再慢慢抬起，如此反复1~2分钟。中脘穴在肚脐正中直上4寸，恰于心窝上正中（即胸胃体下端

推 拿

到肚脐正中的 1/2 处，中脘穴是奇经八脉中任脉之要穴，又是八会穴之一——腑会，即中脘穴为六腑经气（气血运行的推动力）汇集之所，故首先按摩中脘穴，气血能够流通，疗效速而力量雄。按摩中脘穴能调理中气，健脾利湿，和胃降逆，疏肝宁神；治疗胃痛、腹胀、呃逆、呕吐、反胃吞酸、消化不良及急慢性胃炎等病症。

早上起床和晚上临睡前，取坐位或仰卧位，用一只手绕肚脐进行揉摩，然后用另一只手方向相反地揉摩各 40~100 次。按摩要适当用力。

用一手拇指或食指、中指、无名指三指在腹部任何一点缓慢用力向下点按，按到不能再深的程度，然后慢慢抬起。点按 3~5 次，可在腹部任何一点进行点按，但最好由腹部自上而下点按。

先在上腹部，以掌揉或掌根揉、拳揉，采用环形抚摩，力度由轻逐渐加重，时间以 10~15 分钟为宜。中脘、足三里、胃俞穴，这三个要穴也是先抚摩，然后可用点、按、推、揉的手法，每个穴位 2~4 分钟即可。脾胃气滞者加肝俞、膈俞，搓擦两胁；胃热阴虚者加心俞、内关、三阴交；脾胃虚弱者加关元、气海。最后在背部循足太阳经按摩 4~5 分钟，可用推、擦、按揉、滚揉手法，以发红透热为度，让患者能忍受住。

让患者仰卧于治疗床上，施术者站于患者右侧，先用拇指掐揉内关，中指反复点揉中脘穴，再点揉天枢穴，再掐按足三里穴，并点而揉之，使其产生强烈酸胀感并上下放散为宜，使其虚痛缓解，再用手按摩胃脘部。

患者俯卧位，术者用双手拇指从大椎穴，沿背部脊柱两侧，由上向下直推至三焦俞穴处，并推而按揉之，反复 4~6 遍，再用拇指点揉肝俞、胃俞、脾俞等穴，然后用手掌按摩背部 3~5 遍。

第二节　急、慢性肠炎

【手诊特点】

手掌颜色多呈暗黄或苍白色，中庭凹陷。生命线靠近拇指内侧有细长岛纹样副线，或小鱼际处有白色连续斑点，多提示长期慢性肠炎。小鱼际处有红白相间斑点，或呈红色，多为肠炎急性期，转为暗红色，一般表示处于恢复期。

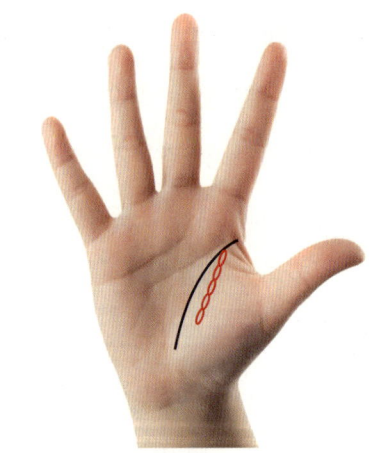

生命线靠近拇指内侧有细长岛纹样副线

【饮食宜忌】

1. 宜

饮食宜清淡软烂，少食多餐，以利脾胃恢复。宜多饮水，以补充体内水分。

2. 忌

忌生冷、油腻、粗糙食物及辛辣调味品，以免加重病情。

【生活指导】

1. 患病期间记录体温、腹泻次数和腹痛程度，以便及时发现病情变化。

2. 保持水分，维持体内的液体平衡，选择温开水或电解质饮料，避免含咖啡因和乙醇的饮品，以防加重脱水症状。

3. 注意休息，避免过度劳累，保持规律作息，确保有足够的睡眠时间。

【调理方法】

注：所涉及方子剂量均为标准剂量，具体用法用量谨遵医嘱。

饮食调理

茶汁饮——姜茶饮

绿茶10 g，干姜3 g。干姜切丝，与绿茶一同放入杯中，以沸水冲泡，温浸片刻。趁热频服饮用。可疏风散寒，和中化湿。

粥饭——三宝粥

生山药30 g，三七6 g，鸦胆子50枚，粳米100 g。山药、三七研末。将山药末放入锅中，加凉水4盏，调和山药末煮粥。煮时，不停地用筷子搅汁，一两沸即熟，约得粥一大碗。即用其送服三七末、鸦胆子。每日2次，早、晚空腹食。可健脾益气，扶正祛邪。

汤羹——羊肾苁蓉羹

羊肾1对，肉苁蓉30 g，黄酒、葱、生姜、食盐适量。羊肾去外膜，冲洗干净，切碎备用；肉苁蓉用黄酒浸泡一晚，刮去皱皮，切细备用。羊肾、肉苁蓉放入锅中，加清水、黄酒、葱、生姜、食盐，煮至熟烂即成。食肉饮汤，每日1剂，可连续服用1~2个月。可滋补肝肾。

米面食品——小麦麸饼

小麦麸100 g，面粉100 g，食盐适量。小麦麸、面粉放入盆中，加盐水和面，做饼食。作主食食用。可健脾止泻。

饮食调理

蜜膏糖果——香橼佛手膏

香橼 500 g，佛手 250 g，蜂蜜适量。将佛手放入砂锅内，加水 1 000 mL，煮 1 小时后滤出药汁。香橼加水浸泡 2 小时，入蒸馏器内蒸 2 次，收集芳香蒸馏液。将 2 次药汁混合，文火浓缩至 500 mL 加蜂蜜收膏。每日早、晚各服 10 mL，开水送下。需间断服用，以免伤胃。可疏肝健脾。

中成药

固本益肠胶囊：健脾温肾，涩肠止泻。

补脾益肠丸：补中益气，健脾和胃，涩肠止泻。

肠炎宁片：清热利湿，行气止痛。

足浴

葛根 50 g，白扁豆、车前草各 150 g。将上述诸药择净，放入药罐中，清水浸泡 20 分钟，加水 2 000 mL 煎汤，煮沸 20 分钟后去渣取汁，待温后足浴。每次 30 分钟，每日早、晚各 1 次。

艾灸

治法：健脾益气。

穴位：足三里（双）、神阙、天枢、中脘。

灸法：①艾条温和灸，每次每穴灸 10~15 分钟，以穴位表面皮肤出现红晕为度，每日灸 1 次。②艾炷隔姜灸，每次选用 2~4 个穴位，每个穴位灸 5~7 壮，每日灸 1 次。

刮 痧

寒湿型

选穴：中脘、天枢、足三里、三阴交、脾俞、胃俞。

刮拭顺序：先刮背部脾俞至胃俞，再从腹部中脘刮至天枢，然后刮下肢内侧三阴交，最后刮下肢外侧足三里。

刮拭方法：补法。在需刮痧部位涂抹适量刮痧油，先刮拭背部正中旁开 1.5 寸线，从脾俞穴向下刮至胃俞穴，用刮板角部自上而下刮拭 30 次，以出痧为度。刮拭腹部正中线，从中脘穴向下刮至天枢穴，用刮板角部自上而下刮拭 30 次，以出痧为度。然后重刮下肢内侧三阴交穴和外侧足三里穴，各 30 次，可不出痧。

湿热型

选穴：中脘、天枢、曲池、外关、肺俞。

刮拭顺序：先刮背部肺俞穴，再从腹部中脘刮至天枢，然后从前臂曲池刮至外关。

刮拭方法：泻法。在需刮痧部位涂抹适量刮痧油，先刮拭背部正中旁开 1.5 寸线肺俞穴，用刮板角部自上而下刮拭 30 次，以出痧为度。刮拭腹部正中线，从中脘穴向下刮至天枢穴，用刮板角部自上而下刮拭 30 次，以出痧为度。然后重刮上肢外侧外关穴 30 次，以出痧为度。

食积型

选穴：中脘至天枢、上巨虚、大肠俞。

刮拭顺序：先刮背部大肠俞，再从腹部中脘刮至天枢，最后刮下肢上巨虚。

刮拭方法：泻法。在需刮痧部位涂抹适量刮痧油。先刮拭背部正中旁开 1.5 寸线大肠俞穴，用刮板角部自上而下刮拭 30 次，以出痧为度。刮拭腹部正中线，从中脘穴向下刮至天枢穴，用刮板角部自上而下刮拭 30 次，以出痧为度。然后重刮下肢外侧上巨虚穴 30 次，可不出痧。

推拿

治则

总治则为健脾化湿。湿邪侵袭证,寒湿内盛者,治以散寒化湿;湿热伤中者,治以清热利湿;食滞肠胃证者,治以消食导滞;脾胃虚弱证者,治以益气健脾,化湿止泻;肝气乘脾证者,治以抑肝扶脾;肾阳虚衰证者,治以温补脾肾。

部位及取穴

腹部、腰背部、下肢部;中脘、天枢、神阙、关元、气海、脾俞、胃俞、肾俞、大肠俞、八髎、足三里、上巨虚、下巨虚。

手法

一指禅推法、摩法、按揉法、揉法、擦法。

操作

腹部操作:用一指禅推法推中脘、天枢、关元、气海,每穴约2分钟;用拇指按揉中脘、天枢、神阙、关元、气海,每穴约2分钟;掌摩法摩腹,约6分钟。

背腰部操作:用一指禅推法推脾俞、胃俞、肾俞、大肠俞,每穴约2分钟;用拇指按揉脾俞、胃俞、肾俞、大肠俞,每穴约2分钟,以酸胀为度;用擦法横擦八髎,以透热为度。

下肢部操作:用拇指按揉两侧足三里、上巨虚、下巨虚,每穴约1分钟,以酸胀为度。

第三节 便 秘

【手诊特点】

小鱼际青蓝色或暗青色，有静脉曲张，提示排便困难。大鱼际处有血管显露，提示大便干燥。生命线下端有细支线向掌根处延伸，此为便秘线，线长提示习惯性便秘。

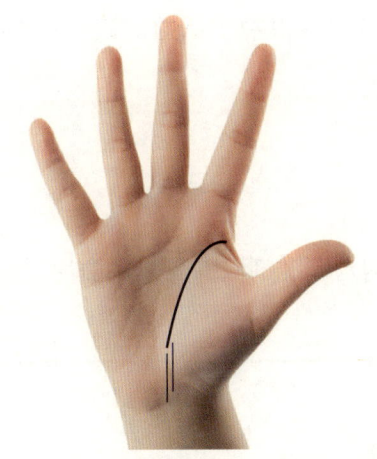

生命线下端有细支线向掌根处延伸

【饮食宜忌】

1. 宜

多饮温开水。每日晨起可饮用一杯淡盐水或蜂蜜水，以润肠通便。多食新鲜蔬菜和水果，以通利肠腑。应选择具有润肠通便的食物，常吃含粗纤维丰富的各种蔬菜水果，如番薯、芝麻、南瓜、芋头、香蕉、桑椹、杨梅、甘蔗、松子仁、柏子仁、核桃、蜂蜜、韭菜、苋菜、马铃薯、空心菜、茼蒿、青菜、甜菜、海带、萝卜、牛奶、海参、猪大肠、猪肥肉、无花果、苹果、肉苁蓉等。多吃含维生素B的食物，如土豆、香蕉、菠菜等。

2.忌

忌食辛辣温燥、性涩收敛的食物，以及爆炒煎炸、伤阴助火的食物，如芡实、莲子、栗子、高粱、豇豆、炒蚕豆、炒花生、炒黄豆、爆米花、胡椒、豆蔻、肉桂、白酒等。

【生活指导】

1.增加膳食纤维和水分的摄入。

2.增加体力活动，加强腹肌锻炼，避免久坐少动。

3.养成良好排便习惯，结肠活动在晨醒和餐后最为活跃，建议患者在晨起或餐后2小时内尝试排便，排便时集中注意力，减少外界因素的干扰；每次排便时间不宜过长（<10分钟/次）。

【调理方法】

注：所涉及方子剂量均为标准剂量，具体用法用量谨遵医嘱。

饮食调理

茶汁饮——马铃薯汁

马铃薯不拘量。马铃薯洗净、压碎、挤汁，纱布过滤。每早空腹及午饭前各服半杯。可润肠通便。

菜肴——韭菜炒核桃

韭菜200 g，核桃仁50 g，麻油、食盐各适量。核桃仁开水浸泡后去皮，沥干备用；韭菜择洗干净，切成寸段备用。麻油倒入炒锅，烧至七成热时，加入核桃仁，炸至焦黄，再加入韭菜、食盐，翻炒至熟。佐餐服食。可润肠通便。

饮食调理

粥饭——芝麻粥

黑芝麻 30 g，粳米 100 g。先将黑芝麻晒干后炒熟研碎，再与粳米同煮作粥。随量食用。可滋补肝肾，润肠通便。

汤羹——萝卜蜂蜜汤

萝卜 200 g，蜂蜜 50 g，生姜少许。白萝卜切块，生姜切片后放入锅中，加水 500~800 mL，大火烧开后改用小火炖 20 分钟，加入蜂蜜后调味即食。佐餐服食。可化食通便。

米面食品——白菜饼

面粉 500 g，白菜 250 g，洋葱 50 g，盐、鸡精、植物油适量。面粉中加少许盐，用冷水和成面团后摔打片刻，加盖饧发 8 分钟。案板上撒一层薄面，将饧好的面团擀开，刷一层油，放入白菜、洋葱，撒上盐、鸡精包起，压成饼，放入平底锅中，待一面煎定型后，翻面刷油，两面煎熟即可。可清热润肠。

蜜膏糖果——桃仁蜜

桃仁 250 g，蜂蜜适量。将桃仁放入砂锅内，加水 1 000 mL，煮 1 小时后滤出药汁，文火浓缩至 500 mL 加蜂蜜收膏。每日早、晚各服 10 mL，温开水送下。需间断服用，以免伤胃。可润肠通便。

艾灸

治则：通腑导滞。

主穴：天枢、大横、大肠俞、支沟。

配穴：津液不足加曲池、上巨虚、太溪；气机郁滞加太冲、膻中、气海；脾肾两虚加脾俞、肾俞、太溪。

灸法：无瘢痕灸或三伏灸、三九灸，每穴 10~25 分钟，每次选 3~5 穴，每日 1 次，10 日为 1 个疗程。

刮痧

实秘

选穴：大肠俞、小肠俞、天枢、肾俞、大椎、内庭。

刮拭顺序：先刮颈部大椎穴，然后刮背部肾俞至大肠俞、小肠俞穴，再刮腹部天枢穴，最后刮内庭穴。

刮拭方法：泻法。在需刮痧部位涂抹适量刮痧油，先刮颈后高骨大椎穴，用力要轻柔，不可用力过重，可用刮板角部刮拭，以出痧为度。刮拭背部肾俞至大肠俞、小肠俞穴，用刮板角部由上至下刮拭30次，以出痧为度。刮拭腹部正中线天枢穴，用刮板角部自上而下刮拭30次，以出痧为度。最后用刮板角部重刮足部内庭穴30次，可不出痧。

虚秘

选穴：大肠俞、小肠俞、天枢、肾俞、足三里、气海、三阴交。

刮拭顺序：先刮背部肾俞至大肠俞、小肠俞穴，然后刮腹部天枢穴至气海穴，再刮下肢三阴交穴，最后刮下肢外侧足三里穴。

刮拭方法：泻法。在需刮痧部位涂抹适量刮痧油，先刮颈后高骨大椎穴，用力要轻柔，不可用力过重，可用刮板角部刮拭，以出痧为度。刮拭背部肾俞至大肠俞、小肠俞穴，用刮板角部由上至下刮拭30次，以出痧为度。刮拭腹部正中线天枢穴至气海穴，用刮板角部自上而下刮拭30次，以出痧为度。最后用刮板角部重刮下肢内侧三阴交穴和外侧足三里穴，各30次，可不出痧。

足浴

当归、黄芪、火麻仁、胡麻仁、柏子仁、大黄、番泻叶各10 g。将上述诸药择净，放入药罐中，清水浸泡20分钟，加水2 000 mL煎汤，煮沸10分钟后去渣取汁，待温后足浴。每次30分钟，每日早、晚各1次，每日换药1剂，3~5日为1个疗程。

中成药

麻仁丸：润肠通便。用于肠热津亏所致的便秘。

通便宁片：宽中理气，泻下通便。用于实热便秘。

枳实导滞丸：消积导滞，清利湿热。用于饮食积滞、湿热内阻所致的脘腹胀痛、不思饮食、大便秘结。

清肠通便胶囊：清热通便，行气止痛。用于热结气滞所致的大便秘结。

四磨汤口服液：顺气降逆，消积止痛。用于中老年气滞、食积证。

厚朴排气合剂：行气消胀，宽中除满。用于腹部非胃肠吻合术后早期肠麻痹等。

滋阴润肠口服液：养阴清热，润肠通便。用于阴虚内热所致的大便干结、排便不畅。

苁蓉通便口服液：润肠通便。用于老年便秘、产后便秘。

便通胶囊：健脾益肾，润肠通便。用于脾肾不足、肠腑气滞所致的便秘。

推 拿

腰背部及腰骶部滚法、擦法：先以滚法施术于腰背部悬枢、命门及腰骶部八髎穴，至局部温热，再配以擦法，使温热感向腹部放射。

一指禅推中脘、天枢：分别以一指禅法推中脘、天枢，得气为度，每穴3~5分钟。

摩腹：采用顺时针泻法，致肠蠕动加快为佳，操作10分钟。

腹部掌颤神阙：以掌颤法施术于神阙穴10分钟，使力达病所，手法力度及频率可变换施术。

辨证加减：热秘加揉大肠俞、膀胱俞；气秘加点按气户、屋翳、膻中；虚秘加揉脾俞、胃俞，点按足三里；冷秘加横擦腰骶带脉，点按肾俞及关元俞。

第四节　胆囊炎、胆结石

【手诊特点】

手掌肥厚、色红，各丘隆起明显，有红色斑点，压之褪色，无名指明显瘦弱无力，提示易患胆囊炎。食指下掌面有"口"字纹、"十"字纹者，一般为胆囊炎、胆囊息肉的信号，出现星形纹时多提示胆囊结石，这些异常病理纹被方形框住时，多为结石严重需手术治疗，或已手术。

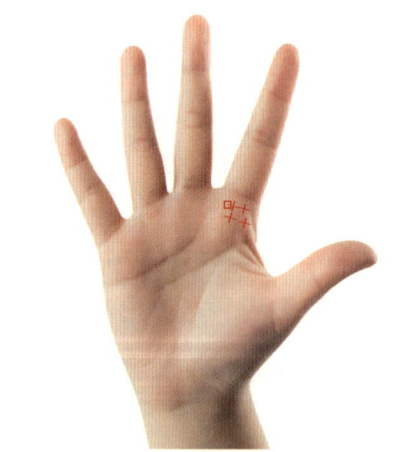

食指下掌面有"口"字纹、"十"字纹

【饮食宜忌】

1.宜

多食清淡易消化、营养丰富、维生素含量高的食物。宜多吃豆制品。宜吃植物油，如棉籽油、豆油、花生油、芝麻油、米糠油。宜多吃黄绿叶蔬菜，如油菜、小白菜、菠菜、胡萝卜等富含维生素A的食物。食物纤维具有减少血液中胆固醇的功能。要摄取含丰富纤维的糙米、胚芽米、蔬菜、海藻等。宜多吃具有利胆作用的食物，如乌梅、玉米须、芥菜、玫瑰花、菊花、西瓜、玉米、梨汁等。

2. 忌

少吃刺激的香辛料、碳酸饮料、酒等促进胃液分泌的食品，胃液会刺激胆囊收缩，增加结石的发生。忌食胆固醇高的食物，如猪脑、猪肝、猪心、鸡肝、鸭肝、鸡蛋、腊肠等，少吃糖、动物脂肪等。

【生活指导】

1. 疾病发作期间，遵循低脂、低胆固醇、高纤维的饮食原则，减轻胆囊的负担。

2. 多喝水，每日饮水量不少于 2 000 mL，有助于稀释胆汁，减少结石的风险。

3. 适度运动，利用空闲时间散步、做瑜伽、做有氧运动，这样有助于改善消化系统功能，防止体重增加。

4. 保持精神愉快，情绪稳定，气机条达，防止肝胆疏泄功能失常。

【调理方法】

注：所涉及方子剂量均为标准剂量，具体用法用量谨遵医嘱。

饮食调理

茶汁饮——四味饮

丝瓜子、炒萝卜子、荔枝核、橘子皮各 10 g。丝瓜子、炒萝卜子、荔枝核、橘子皮水煎，取汁。每日 1 次，温热服。可疏肝理气。

粥饭——栀子仁粥

栀子 20 g，粳米 100 g。将栀子碾成细末，先煮粳米为稀粥，待粥将成时，加入栀子末稍煮即可。每日 2 次，早、晚空腹食。可清热泻火，疏肝理气。

米面食品——五白饼

莲子、茯苓各 15 g，白扁豆、山药各 50 g，杭白菊 20 g，面粉 200 g。莲子、茯苓、白扁豆、山药、杭白菊均洗净润透，烘干研成粉，与面粉、水和成面团，静置饧发后，上笼大火沸水蒸 30 分钟至熟，做饼食。作主食食用。可健脾除湿。

饮食调理

菜肴——金钱银花炖瘦肉

金钱草 80 g，金银花 60 g，猪瘦肉 600 g，黄酒 20 g。将金钱草与金银花用纱布包好，同猪肉块一起加水浸没，武火烧开加黄酒，文火炖 2 小时，取出药包。饮汤食肉，每次 1 小碗，每日服 2 次。过夜煮沸，3 日内服完。可疏肝利胆。

汤羹——玉米须蚌肉汤

玉米须 50 g，蚌肉 200 g，生姜 5 g，葱 5 g，精盐 6 g，味精 5 g，黄酒 10 g。蚌肉和玉米须清洗干净，生姜切片，葱切段。锅内加水烧开，加入姜片、黄酒、蚌肉稍煮片刻去腥，捞起待用。将蚌肉、玉米须、姜片、葱段一起放入盅内加清水，用中火炖约 1 小时，调入精盐、味精即可。食肉饮汤，隔日服 1 次，可连服 1~2 个月。可养阴柔肝。

蜜膏糖果——红花山楂膏

红花 200 g，山楂 500 g，蜂蜜适量。将红花、山楂放入砂锅内，加水 1 000 mL，煮 1 小时后滤出药汁，文火浓缩至 500 mL 加蜂蜜收膏。每日早、晚各服 10 mL，开水送下。需间断服用，以免伤胃。可疏肝活血，通络止痛。

艾 灸

治则：疏肝止痛。

穴位：阳陵泉（双）、期门（双）、足三里（双）、阴陵泉（双）、膈俞（双）、血海（双）、行间（双）、大包（双）。

灸法：艾条灸，每穴灸 5~10 分钟，每日灸 1 次。

中成药

固本益肠胶囊：健脾温肾，涩肠止泻。

补脾益肠丸：补中益气，健脾和胃，涩肠止泻。

肠炎宁片：清热利湿，行气止痛。

刮 痧

选穴： 期门、支沟、阳陵泉、足三里、太冲。

刮拭顺序： 先刮胸部的期门，再刮前臂支沟，然后刮下肢的阳陵泉、足三里，最后刮足部太冲。

刮拭方法： 在需刮痧部位先涂抹适量刮痧油，先刮期门穴，刮拭胸部两侧，由第六肋间开始，从正中线由内向外刮，先左后右，用刮板整个边缘由内向外沿肋骨走向刮拭。再刮支沟穴，刮拭上肢外侧部，由上向下刮，经支沟穴重刮，可不出痧。然后重刮双侧阳陵泉、足三里穴，各30次，不出痧。最后刮足部太冲穴30次，可不出痧。

足 浴

葛根50 g，白扁豆、车前草各150 g。将上述诸药择净，放入药罐中，清水浸泡20分钟，加水2 000 mL煎汤，煮沸20分钟后去渣取汁，待温时足浴。每次30分钟，每日早、晚各1次。

推 拿

背俞穴综合手法： 首先在背俞穴上寻找压痛敏感点，找到后即以此为腧行点按法、指揉法，以得气为度。反复寻找，治疗2~3遍，如遇有结节或条索状阳性反应物，可在此施以弹拨法、捋顺法、散法，手法轻重以患者能耐受为度。

胆囊区掌揉法： 以右手掌根置于患者右肋下，行掌揉法，顺、逆时针均可，轻重以病位得气，患者感觉舒适为度，行10~15分钟。

摩腹： 多采用大摩腹泻法，或视虚实言补泻，但第一次治疗宜只泻不补，摩10分钟或至肠蠕动加快。

胆囊穴点按法： 点按双侧胆囊穴、足三里穴、内关穴，以得气为度。

第五节　门脉性肝硬化

【手诊特点】

早期手掌颜色发红，血管明显外露，晚期掌面多青黄色，食指下有暗红色或紫红色斑点，并出现"米"字纹、"井"字纹。手掌可出现斑点状色素沉着，且分布不均，也可出现蜘蛛痣。

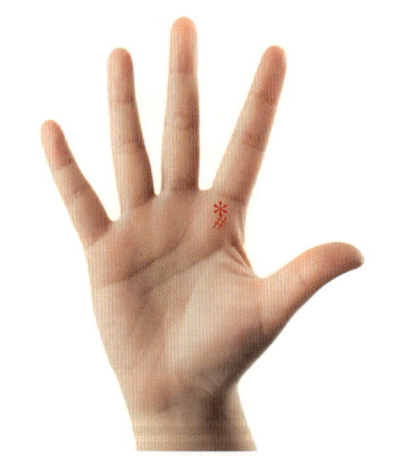

食指下有"米"字纹、"井"字纹

【饮食宜忌】

1. 宜

宜进清淡、富有营养且易于消化的食物，一般患者宜低盐饮食；宜吃益生菌含量高的食物；宜吃低糖食物；宜吃改善肠道功能的食物。

2. 忌

忌含糖过高的食物；忌发酵食物；忌肥腻食物；忌烟酒；忌生冷寒凉、不洁、辛辣、粗硬食物；下肢肿甚，小便量少时，则应忌盐。

【生活指导】

1. 肝功能代偿期可参加轻工作或半天工作，但应减少活动，增加休息时间，避免劳累；失代偿期以卧床休息为主，视病情安排适量的活动，活动量以不感到疲劳、不加重症状为度。

2. 健康饮食，规律用餐，严格戒酒，少食多餐，不可进食过饱以免影响消化吸收。

3. 坚持遵医嘱服药，不要自行加减药、换药或停药，以免加重肝脏负担和导致肝功能损伤。

4. 注意情绪的调节和稳定，养成良好的生活起居习惯，注意劳逸结合，遇事豁达开朗，保持身心愉快。

5. 注意保暖，防止感染及肝性脑病的发生。注意避免增加腹压的动作，预防消化道出血。

6. 定期门诊复查和监测肝功能，3个月至半年行肝功能、B超等检查，了解病情变化。

【调理方法】

注：所涉及方子剂量均为标准剂量，具体用法用量谨遵医嘱。

饮食调理

茶汁饮——四仙茶

枸杞子 10 g，菊花、桑叶各 5 g，谷精草 2 g。枸杞子、菊花、桑叶、谷精草洗净，共研成粗末，放入杯中，加沸水冲泡即可。代茶饮。可滋补肝肾，益气活血。

粥饭——黑米粥

黑米 50 g，黄豆、银耳、红枣各 20 g，粳米 100 g。黄豆用温水浸泡 1 小时，换水洗净，银耳泡软后摘去老蒂，红枣去核。先将黑米与粳米一起放入清水中淘洗干净，加清水适量，煮约 1 小时后，加入黄豆、红枣及洗净的芝麻，继续煮约 30 分钟即可。每日 2 次，早、晚空腹食。可滋补肝肾。

菜肴——素焖扁豆

扁豆 250 g，蒜片、姜末、食盐、甜面酱、植物油各适量。将扁豆撕去边筋，洗净切段。炒锅上火，倒入植物油烧至六成热，放入扁豆略炒片刻，加入食盐、甜面酱与适量清汤炒匀，用文火焖烧至扁豆酥软，放入蒜片、姜末，用大火快炒几下即成。佐餐服食。可健脾和中，养胃化湿。

汤羹——韭菜猪肝汤

韭菜 60 g，猪肝 50 g。将韭菜洗净，切碎；猪肝洗净，切片。往锅中加清水适量，旺火煮沸后加入韭菜及猪肝，煮至猪肝熟，即可调味食用。食肉饮汤，每日 1 剂，可连服 1~2 个月。可滋补肝肾。

米面食品——茅根赤豆饼

鲜茅根 200 g，赤小豆 50 g，面粉 100 g，食盐适量。将鲜茅根洗净，加水适量，煎煮半小时，捞去药渣，将除净杂质的赤小豆用水洗净，焖煮至软烂，捣成红豆泥，与面粉混合放入盆中，加茅根水和面，做饼食。作主食食用。可清利肝胆湿热。

艾 灸

治则：化瘀利水，理气补虚。

穴位：气海、神阙、下脘、中脘、上脘、巨阙、太冲、章门、期门、膈俞、肝俞、乳根、不容、天枢、足三里。

灸法：按照先灸腰背部再灸胸腹部、先灸头部后灸四肢、先灸上部后灸下部的顺序施灸。患者取合适体位，使用艾条直接对准穴位施灸或者选用适合的灸器施灸。每个穴位灸 15~20 分钟，或皮肤出现红晕为宜。

刮 痧

治则：化瘀利水，理气补虚。

主穴：肝俞、胆俞、内关、阴陵泉、足三里、三阴交。

配穴：兼有肾虚者，加用肾俞、太溪；肝气郁滞者，加用太冲、行间。

方法：先刮拭主穴，如刮拭阴陵泉应顺着脾经进行，内关可用刮板角部点按。再酌情选择配穴，如刮拭行间需用力顺着经络的方向进行。

中成药

安络化纤丸：健脾养肝，凉血活血。

扶正化瘀胶囊：活血祛瘀，益精养肝。

复方鳖甲软肝片：化瘀解毒，益气养血。

第六节　糖尿病

【手诊特点】

生命线呈弓形弯曲，或生命线呈直线斜向手腕部；手掌肥厚，偶见按压凹陷；在月丘中部或下部出现横纹或者星状纹，或者网状格子纹；手指末端状如汤匙，尤其是小指匙形指。

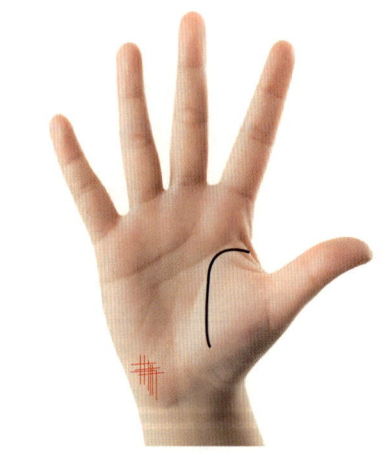

生命线弓形弯曲，月丘下部出现网状格子纹

【饮食宜忌】

1. 宜

多食用高纤维食物，饮食纤维有降低血糖、促进胃肠蠕动、防止便秘等作用，有利于糖尿病的控制。因此，患者在日常饮食中宜多选用粗粮和蔬菜，如荞麦、燕麦、菠菜、芹菜、豆芽菜、南瓜、苦瓜、冬瓜、山药、豆腐、黑木耳、牛奶、芝麻、黄瓜等。

2. 忌

少食高糖或高脂肪食物，如白糖、红糖、冰糖、麦芽糖、蜂蜜、巧克力、蜜饯、水果罐头、果汁、冰淇淋、甜面包、牛油、猪油、奶油、黄油、肥肉、葡萄、甘蔗、西瓜、荔枝、香蕉等。戒烟酒。

【生活指导】

1. 控制饮食，采用低碳水饮食。

2. 坚持运动，如快走、慢跑、骑自行车、爬山、游泳等，餐后1~2小时进行，每次以30~60分钟为宜，每周3~5次，能增加血糖的消耗，提高胰岛素的敏感性。

3. Ⅰ型糖尿病主要使用胰岛素治疗；Ⅱ型糖尿病主要口服降糖药物治疗，必要时加用胰岛素治疗。

4. 血糖控制较稳定的患者，可以每周选1~2天进行监测，每天监测2~4次。对于近期血糖控制不佳、波动大，或病情较重的患者，最好保证每周4~7天的全天血糖监测，每天监测4~7次，直至血糖稳定。

5. 定期检查眼底、眼压、肾功能、尿微量蛋白、糖化血红蛋白，及时发现并发症，及早治疗。

6. 保持身体清洁，皮肤瘙痒尽量少抓挠，以免抓破，造成皮肤损伤，引起感染，穿合适的鞋袜，以及柔软、透气性好的衣服。

【调理方法】

注：所涉及方子剂量均为标准剂量，具体用法用量谨遵医嘱。

饮食调理

汤羹——玉米须猪胰汤

玉米须30 g，新鲜猪胰1具。将猪胰洗净切块，放入砂锅中，玉米须煎碎撒于猪胰表面，加水适量，用文火炖煮40分钟即成。每日1剂，10日为1个疗程。可滋阴润燥，清热止咳。

饮食调理

茶汁饮——沙参二冬茶

沙参 15 g，天冬 15 g，麦冬 15 g，生地黄 30 g，生石膏 30 g，天花粉 20 g，黄芩 12 g，知母 12 g，玄参 12 g，葛根 9 g，五味子 9 g，石斛 9 g，普洱茶 30 g。把以上药物洗净，装入纱布袋内，与茶叶同放茶壶内，加水 1 000 mL。把茶壶置武火上烧沸，用文火煮 15 分钟，滤出汁液；再加入清水 600 mL，煎煮 10 分钟，滤出汁液，合并 2 次煎液，用纱布过滤即成。每日 3 次，每次饮 1/3，1 日饮完。可滋阴润肺，清热生津。

粥饭——沙参玉竹粥

沙参 15 g，玉竹 15 g（鲜品可用 30~60 g），粳米 100 g，冰糖少许。先将新鲜沙参、玉竹洗净，去掉根须，切碎煎取浓汁后去渣，或用干沙参、玉竹煎汤去渣，入粳米，加水适量煮为稀粥，粥成后放入冰糖，稍煮 5~10 分钟即可。每日 2 次，早、晚服用。可滋阴润肺，生津止渴。

菜肴——酸梅藕

嫩藕 500 g，乌梅 100 g，白糖 60 g，清水 500 mL。乌梅去核取肉，按水煮提取法，提取乌梅浓缩汁 75 mL，趁热加入白糖，搅匀溶解，呈浓稠糖浆状。嫩藕洗净污泥，刮去皮，切成薄片（大片剖成 3~4 片），浸泡于冷开水中待用。将泡于冷开水中的藕片捞起，沥干水分，装在盘内，随后将冷却的酸梅汁分装二碟，同藕片一起食用。每日 2 次，早、晚佐餐食用。可清热生津，凉血止血。

艾 灸

穴位：脾俞、三焦俞、膏肓俞、肾俞、中脘、水泉、气海、阳池、足三里、三阴交、胃脘下俞。

灸法：温和灸，每穴 10~25 分钟，每次选 3~5 穴，15 次为 1 个疗程。

刮痧

背部：膀胱经——双侧胃脘下俞、脾俞至肾俞、阳纲至意舍。

腹部：任脉——中脘至气海。

上肢：三焦经——双侧阳池。

下肢：胃经——双侧足三里。脾经——双侧三阴交。

辨证加减：多饮加膀胱经——双侧肺俞至心俞。多食加胃经——双侧内庭。多尿加肾经——双侧太溪。

中成药

六味地黄丸：滋阴补肾。用于肾阴亏损，头晕耳鸣，腰膝酸软，骨蒸潮热，盗汗遗精。

足浴

糖尿病

玉米须100 g，黄芪、山药各20 g。将上述诸药放入药罐中，清水浸泡20分钟，加水2 000 mL煎汤，煮沸20分钟后去渣取汁，待温后足浴。每次30分钟，每日早、晚各1次，每日换药1剂，7日为1个疗程。

糖尿病足

桂枝、生附片各50 g，紫丹参、忍冬藤、生黄芪各100 g，乳香、没药各24 g。将上药择净，放入锅中，加水2 000 mL，用文火煮沸后再煎20分钟，滤渣后将药液倒入木桶内，待温度降至50 ℃左右时，患足放入药液内浸泡，药液可浸至膝部。每次浸泡30分钟，每日浸泡1次，每剂药浸泡5日。以后每次浸泡，仍将原药的药渣一同放入锅内煮沸。

推 拿

治疗原则

养阴清热，益气补肾。

基本治法

（1）背腰部操作

取穴及部位：膈俞、胃脘下俞、肝俞、胆俞、脾俞、胃俞、肾俞、命门、三焦俞、阿是穴、大椎。

主要手法：㨰法、一指禅推法、按揉法、振法、擦法。

操作方法：患者俯卧位。医者用㨰法在背部脊柱两侧施术，约6分钟，重点在胃脘下俞和局部阿是穴。用一指禅推法推背部脊柱两侧膀胱经第一侧线，从膈俞至肾俞，往返操作约8分钟。指按揉膈俞、胃脘下俞、肝俞、胆俞、脾俞、胃俞、肾俞、三焦俞、局部阿是穴，以胃脘下俞和局部阿是穴为重点，每处按揉约3分钟，其余穴位均按揉1分钟左右。指振大椎穴，约1分钟。用擦法直擦背部膀胱经第一侧线，横擦肾俞、命门，均以透热为度。

（2）胁腹部操作

取穴及部位：中脘、梁门、气海、关元、神阙，上腹部、小腹部、胁肋部。

主要手法：一指禅推法、按揉法、平推法、振法、擦法。

操作方法：患者仰卧位。医者用一指禅推法或指按揉法施于中脘、梁门、气海、关元穴，每穴约2分钟。掌振神阙穴约1分钟。用掌平推法直推上腹部、小腹部，约5分钟。擦两胁肋部，以透热为度。

（3）四肢部操作

取穴及部位：曲池、足三里、三阴交、涌泉。

主要手法：指按揉法、点法、按法、擦法。

操作方法：医者用指按揉法按揉曲池约1分钟，用点法或按法点按足三里、三阴交，每穴约2分钟，用力均以酸胀为度。用擦法擦涌泉穴，以透热为度。

推 拿

辨证加减

（1）上消明显者

指按揉肺俞、心俞、中府、云门、膻中、气户、库房、手三里、阳陵泉，每穴约1分钟。用掐法掐少商穴约1分钟。用拿法拿肩井、上臂、前臂，约3分钟。

（2）中消明显者

指按揉肝俞、建里、天枢、期门、章门、血海，每穴约1分钟。搓胁肋1分钟左右。

（3）下消明显者

指按揉肝俞、志室、水分、中极、然谷、太溪，每穴约1分钟。横擦骶部八髎穴，以透热为度。

（4）三消并存者

在基本治法后，用指按揉法按揉上述上、中、下三消所加用的全部或部分穴位。

第十一章
常见泌尿生殖系统疾病的手诊表现及调理

第一节 尿路感染

【手诊特点】

小指下端及手掌根部隆起，色白发青，小指下水星丘出现杂乱链条状病理纹，或性线上多有"井"字纹，多表示尿路感染。性线弯曲，或前端分叉且被竖干扰线干扰，提示尿路反复感染史。

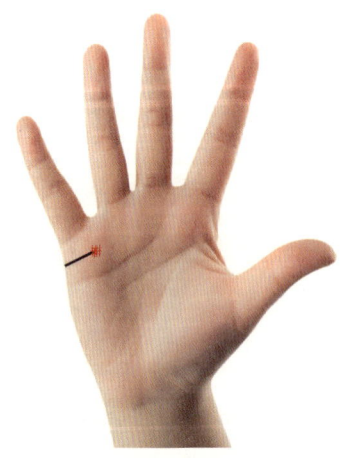

性线上有"井"字纹

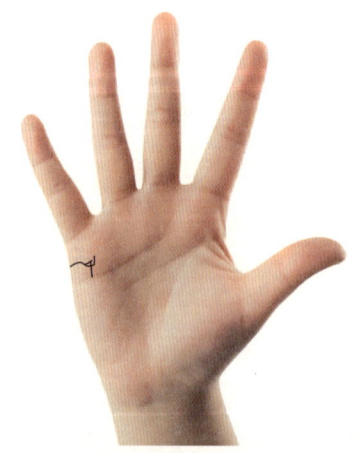

性线弯曲、前端分叉、被竖线干扰

【饮食宜忌】

1. 宜

选择具有抑制大肠杆菌功能的中药和食材，如乌梅、石榴皮、黄连、菊花、厚朴、白芍、艾叶、黄柏、丝瓜等。宜选择具有加速消炎、排尿功能的中药和食材，如车前子、金钱草、苦瓜、西瓜、梨等。多饮水，宜食富含水分的食物。宜食具有增强肾脏免疫功能、清热解毒、利尿通淋作用的食物，如丝瓜等。

2. 忌

忌食发物。忌食刺激性食物。忌食温热性食物，如羊肉、狗肉等。

【生活指导】

1. 急性发作期应卧床休息，宜取屈曲位，尽量勿站立或坐直。

2. 保持皮肤黏膜的清洁，增加会阴清洗的次数，减少肠道细菌侵入尿路而引起感染的机会。女性月经期间尤其注意会阴部的清洁。

3. 尿路感染时必须按时、按量、按疗程服药，勿随意停药，并按医嘱定期随访。

4. 保持规律生活，避免劳累，坚持体育运动，增加机体免疫力。

5. 多饮水、勤排尿是预防尿路感染最简便而有效的措施，每日应摄入足够水分，保证每日尿量不少于 1 500 mL。

6. 反复发作与性生活有关的患者，应注意性生活后立即排尿，并服用抗菌药物预防。

【调理方法】

注：所涉及方子剂量均为标准剂量，具体用法用量谨遵医嘱。

饮食调理

茶汁饮——金银花甘草茶

金银花 6 g，大青叶 6 g，绵茵陈 15 g，生薏苡仁 10 g，生甘草 3 g。将上述中药水煎服。每日分 2 次服用，连续 5~7 日。可清热解毒。

粥饭——莲子桂圆粥

圆糯米 60 g，桂圆肉 10 g，莲子（去心）20 g，红枣 6 g，冰糖适量。先将莲子洗净，红枣去核，圆糯米洗净，浸泡在水中。莲子与圆糯米加 600 mL 水，小火煮 40 分钟，加入桂圆肉、红枣再熬煮 15 分钟，加冰糖适量，即可食用。每日 2 次，早、晚服用。可补益肝肾。

菜肴——车前草煲小肚

鲜车前草 60 g，猪小肚 2 个。车前草洗净，稍浸泡；猪小肚冲净，用生粉反复擦净，再洗净，切成小块，一起与生姜放进瓦煲内，加入清水 2 000 mL（约 8 碗量），武火煲沸后，改文火煲 1.5 小时。每日 2 次，早、晚佐餐食用。可清热利尿。

汤羹——金苓莲瓜汤

金银花 15 g，茯苓（打碎）30~60 g，莲藕 500 g，蒲公英 30 g，带皮冬瓜 500 g。先将茯苓和蒲公英放入锅内煎煮 30 分钟，将煎煮后的汁液滤出放入锅内，放入莲藕煎煮 15 分钟后入冬瓜和金银花再煎煮 15 分钟。以饮汤为主。可食用至病愈。可清热通淋。

米面食品——赤豆薏米茯苓饼

赤小豆、薏苡仁、土茯苓各 50 g，糯米粉、面粉各 100 g。赤小豆、薏苡仁、茯苓浸泡一夜，打成泥状后与糯米粉、面粉加水和面，做饼食。早餐服食。可清热利湿。

第十一章 常见泌尿生殖系统疾病的手诊表现及调理

艾 灸

穴位：肾俞、膀胱俞、次髎、中极、关元。

灸法：适用于尿路感染，正气偏虚者疗效好。每穴隔姜灸 3~5 壮，灸至皮肤潮红，以不灼伤皮肤为度，亦可用艾灸盒温灸关元、气海。每日 1 次，10 次为 1 个疗程。也可连续施以温针灸。

刮 痧

背部

穴位：三焦俞、大肠俞、关元俞、膀胱俞。

方法：背部正中线（督脉背部循行部分）刮拭时手法应轻柔（用补法），不可用力过大，以免伤及脊柱。身体瘦弱脊柱棘突突出者，可由上而下用刮板角点按两棘突之间刮拭。背部两侧刮拭可视患者体质、病情选用泻法或平补平泻的刮法，用力均匀，尽量拉长刮拭。

腹部

穴位：中脘、气海、水道。

方法：以脐为中心，按顺时针方向刮拭，并用角揉法按摩穴位。空腹或餐后半小时内禁在腹部刮拭。肝硬化腹水、胃出血、腹部新近手术、肠穿孔等患者禁刮腹部。脐中（即神阙穴）禁涂油和刮痧。

上肢部

穴位：太渊。

方法：上肢内侧部从上向下（经过手三阴经即手太阴肺经、手厥阴心包经、手少阴心经）刮拭。上肢外侧部从上向下（经过手三阳经即手阳明大肠经、手少阳三焦经、手太阳小肠经）刮拭。

下肢部

穴位：曲泉、阴陵泉。

方法：下肢内侧部从上向下（经过足三阴经即足太阴脾经、足厥阴肝经、足少阴肾经）刮拭。下肢前部、外部、后部从上向下（经过足阳明胃经、足少阳胆经、足太阳膀胱经）刮拭。

中成药

八正合剂（八正散颗粒）：清热，利尿，通淋。用于湿热下注之湿热淋证，小便短赤，淋沥涩痛，口燥咽干。

清热通淋片（清热通淋胶囊）：清热，利湿，通淋。用于下焦湿热所致热淋，症见小便频急，尿道刺痛，尿液浑浊，口干苦等。

导赤丸：清热泻火，利尿通淋。用于湿热下注的热淋，症见尿频，尿急，小便灼热刺痛等。

分清五淋丸：清热泻火，利尿通淋。用于湿热下注所致的淋证，症见小便黄赤，尿频尿急，尿道灼热涩痛。

三金片（三金颗粒、三金胶囊）：清热解毒，利湿通淋，益肾。用于下焦湿热所致的热淋，小便短赤，淋沥涩痛，尿急频数。

复方石韦片：清热燥湿，利尿通淋。症见尿频，尿急，尿痛，尿中有血者。

癃清片：清热解毒，凉血通淋。用于下焦湿热所致热淋，症见尿频、尿急、尿痛、小腹坠胀者。

足浴

车前草 100 g，通草 50 g。将上述诸药放入药罐中，清水浸泡 20 分钟，加水 2 000 mL 煎汤，煮沸 20 分钟后去渣取汁，待温时足浴。每次 30 分钟，每日早、晚各 1 次，每日换药 1 剂，7 日为 1 个疗程。

推拿

治则

实则清利，虚则补益。膀胱湿热证者，治以清热利湿；砂石结聚证者，治以通淋排石；气滞不畅证者，治以利气疏导；脾肾亏虚证者，治以健脾益肾。

部位及取穴

腰骶部、小腹部、下肢部；肾俞、膀胱俞、八髎、中极、关元、气海、足三里、三阴交、阴陵泉、阳陵泉、委阳、照海、肝俞、期门、章门、行间、丰隆、太溪、命门、志室、涌泉、三焦俞、血海。

推拿

手法

一指禅推法、按法、揉法、摩法、拿法、擦法。

基本治法

腰骶部操作：用一指禅推法推肾俞、膀胱俞，每穴约2分钟；用拇指按揉肾俞、膀胱俞、八髎，每穴约2分钟，以酸胀为度；用掌按揉法按揉腰骶部八髎3分钟。

腹部操作：用一指禅推法推中极、关元、气海，每穴约2分钟；用指按揉中极、关元、气海，每穴约2分钟，以酸胀为度；用掌摩法摩小腹约5分钟。

辨证治疗

热淋：用拇指按揉足三里、三阴交、阴陵泉，每穴约1分钟，以酸胀为度。用拿法拿下肢前侧、内侧肌肉约3分钟。

石淋：用拇指按揉足三里、委阳、照海，每穴约1分钟，以酸胀为度。用拿法拿下肢后侧、外侧肌肉约3分钟。

气淋：实证用一指禅推法推肝俞、期门、章门，每穴约1分钟；用拇指按揉阳陵泉、阴陵泉、行间、丰隆、太溪，每穴约1分钟。虚证用一指禅推法推气海、命门、志室，每穴约1分钟；用拇指按揉三阴交、阴陵泉、足三里，每穴约1分钟；擦涌泉约1分钟，以透热为度。

膏淋：实证用拇指按揉三阴交、阴陵泉、足三里，每穴约1分钟，以酸胀为度；用拿法拿下肢前侧、内侧肌肉约3分钟。虚证用指按揉气海、命门、志室、三阴交、足三里、阴陵泉，每穴约1分钟；擦涌泉，以透热为度。

血淋：实证用一指禅推法推膈俞、肾俞、三焦俞，每穴约1分钟；用拇指按揉三阴交、阴陵泉、阳陵泉，每穴约1分钟，以酸胀为度。虚证用拇指按揉血海、足三里、三阴交，每穴约1分钟，以酸胀为度；擦涌泉，以透热为度。

第二节 肾炎

【手诊特点】

手掌肥白胖嫩，掌面浮肿。小指下可见较深的纵纹，排列整齐，久病者，生命线靠近掌根部有小岛纹，或弯曲、刻度变浅。性线周围有"口"字纹者，提示肾囊肿倾向。无名指下有2条竖纹穿过感情线者，提示慢性肾炎高血压。

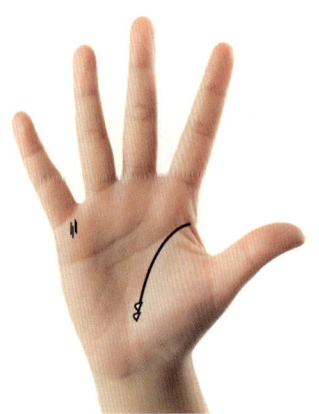

小指下有纵纹，生命线靠近掌根部有小岛纹

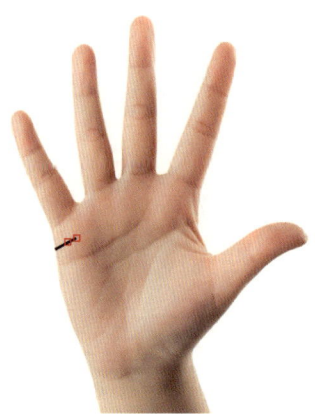

性线周围有"口"字纹

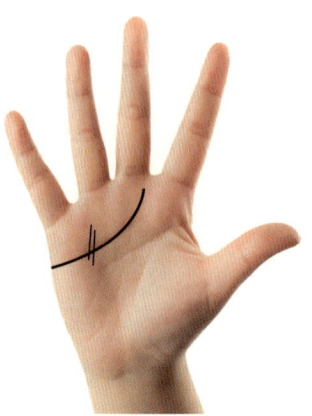

无名指下有2条竖线穿过感情线

【饮食宜忌】

1. 宜

多食具有补气、利水的中药和食物，如茯苓、白术、车前子、泽泻、荷叶、玉米须、鲫鱼、鲤鱼、猪肚、薏苡仁、赤小豆、玉米、绿豆等。

2. 忌

少食含盐量高的食物，如咸菜、腌肉、咸鱼等。不宜食海腥虾蟹、烈酒及生冷肥腻类食物，以免加重病情。在少尿或尿闭时，少食含钾多的水果和蔬菜，如香蕉等，以免引起高钾血症。

第十一章 常见泌尿生殖系统疾病的手诊表现及调理

【生活指导】

1. 合理控制蛋白质摄入，低钠饮食。
2. 定期与医生沟通，根据肾功能评估水分的摄入量。
3. 进行适度、低强度的运动，保持良好的体能状态。
4. 保持稳定的作息，避免熬夜，保证每晚 7~9 小时的睡眠时间。
5. 戒烟戒酒，吸烟和饮酒不仅会加重肾脏损害，还可能引发其他并发症。
6. 定期进行肾功能检查，以便及时发现肾功能的变化。

【调理方法】

注：所涉及方子剂量均为标准剂量，具体用法用量谨遵医嘱。

饮食调理

茶汁饮——英荷茶

蒲公英 10 g，薄荷 5 g。上药沸水冲泡。代茶饮。每日 1 剂。可疏风清热，宣肺行水。

粥饭——菊花桔梗粥

菊花 15 g，桔梗 15 g，桑叶 15 g，薏苡仁 60 g，赤小豆 30 g，冬瓜 120 g，粳米 60 g。先将菊花、桔梗、桑叶放入锅内煎煮 2 次，取汁约 2 000 mL，再将薏苡仁、赤小豆、粳米放入锅内，加入煎煮后的药汁煎煮约 1 小时，放入冬瓜，再煎煮 15 分钟。每日服用 2 次。可清热，宣肺，行水。

菜肴——大蒜炖鱼

青花鱼 1 条，大蒜、甜椒、蒜苗各 20 g，姜片 5 g，蚝油、糖、老抽、生抽、陈醋适量。青花鱼洗净、切块，拔除鱼刺，用厨房纸巾抹干水分，大蒜剥皮，其他材料处理好备用；锅里热油，先放入鱼块、姜片，煎黄一面后翻面，另一面快煎好时放入大蒜粒同煎；适量老抽、生抽、糖、蚝油、少许陈醋，加水调和成一碗料汁；将料汁倒入锅中，大火煮开；边煮边收汁，最后加入甜椒，撒蒜苗即可起锅。佐餐服食。可利水消肿。

饮食调理

汤羹——姜桂仁汤

干姜15 g，益智仁30 g，肉桂10 g，茯苓60 g，冬瓜皮60 g，枸杞子30 g，桑椹15 g。上述食材放入锅内煎煮15分钟后，放入适量羊肉或牛肉，继续煎煮至肉熟。随量食肉饮汤。可温肾助阳，化气行水。

米面食品——三香饼

小茴香15 g，丁香5 g，大茴香5 g，肉桂5 g，枸杞子30 g，面粉500 g，食盐适量。将小茴香、丁香、大茴香、肉桂、枸杞子用水煎熬取汁约200 mL，与面粉共和一处，加食盐适量，水和均匀，做成饼，锅中烙熟即可。可补肾助阳。

艾 灸

处方一

穴位：肺俞（双）、三焦俞（双）、阴陵泉（双）、水分。

灸法：①艾条灸，每穴灸15~20分钟，每日灸1次。②艾炷灸，每穴施灸3~5壮，每日1次。

主治：浮肿起于眼睑，继则四肢及全身皆肿，来势迅速，多伴有恶寒发热，头痛鼻塞，咳喘，肢节酸痛，舌苔薄白，脉浮滑或浮紧。

处方二

穴位：脾俞（双）、足三里（双）、肾俞（双）、命门、水分、气海、复溜（双）。

灸法：①艾条灸，每穴灸15~20分钟，每日灸2次。②艾炷灸，每穴灸5~7壮，每日灸1次。③温针灸，留针20~30分钟，每日针灸1次。

主治：下肢先肿，继而渐及全身，腰以下为甚，按之凹陷不易恢复，脘腹胀闷，纳呆便溏，食少，面色不华，神倦肢冷，小便短少，舌质淡，苔白腻或白滑，脉沉缓或沉弱。

第十一章 常见泌尿生殖系统疾病的手诊表现及调理

中成药

五苓散胶囊：温阳化气，行湿利水。

肾炎灵胶囊：滋阴养肾，清热凉血。

参苓白术散：健脾益肺，利水消肿。

济生肾气丸：温肾化气，利水消肿。

足浴

月季花5 g，没药、汉防己、乳香、牛膝、当归各10 g，鸡血藤、车前草、泽兰、艾叶、芒硝、益母草各15 g，桑枝、冬瓜皮、桃仁、红花各30 g。将上述诸药择净，放入药罐中，清水浸泡20分钟，加水2 000 mL煎汤，煮沸10分钟后去渣取汁，待温后足浴。每次30分钟，每日早、晚各1次，每日换药1剂，3~5日为1个疗程。可清热活血，利水消肿。

推拿

选穴：大椎、长强、腰阳关、大杼、八髎、肺俞、肾俞、脾俞、足三里、三阴交、涌泉、气海、建里、梁门、天枢。

操作方法：从大椎穴开始向下点按督脉至长强穴5遍，掌推督脉5~10次，自大椎穴推至腰阳关，以透热为度。从大杼穴开始，用双手拇指从上向下点按两侧膀胱经至八髎穴5遍，按揉双侧华佗夹脊穴5遍，点按肺俞、肾俞、脾俞穴，力度稍大于其他部位。点揉双侧足三里、三阴交穴各2分钟，擦双侧涌泉穴各100次。患者取仰卧位，依次按揉腹部气海、建里、双侧梁门、双侧天枢穴，各3分钟。用双手掌张开平放于腹部，以掌根下压将腹部向左侧推动，然后余指下压，掌根微抬，将腹部拉向右侧推，如此反复将肠及内容物充分运动起来，持续数分钟。

第三节 阳 痿

【手诊特点】

生命线靠拇指内侧,分叉出弯曲的支线,支线两侧又生小支线,或支线上有小岛纹,一般提示阳痿。小鱼际根部有杂乱病理纹,或小指根部掌丘微凹陷、色青白,以及性线断裂或刻度浅,均提示阳痿。

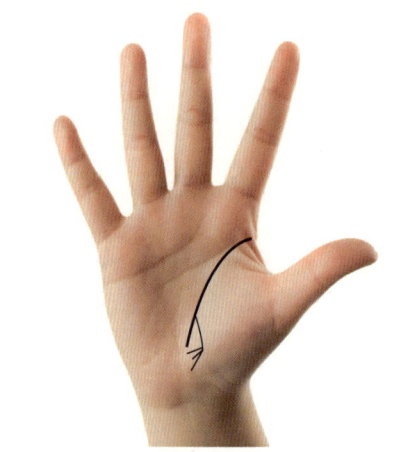

生命线靠拇指内侧,分叉出弯曲支线,
支线又生小支线

【饮食宜忌】

1. 宜

软食为主,适当进食滋养性食物,如蛋类、骨汤、莲子、核桃等。宜进食壮阳食物,如鸡肉、海虾、羊肾、乌龟、泥鳅、河虾、鹌鹑蛋、麻雀蛋、海参、金樱子、韭菜等。宜补充锌,含锌较多的食物如牡蛎、牛肉、鸡肝、蛋、花生米等。宜多吃动物内脏。宜常吃含精氨酸较多的食物,如山药、银杏、鳝鱼、海参、墨鱼、章鱼等。

2. 忌

忌酗酒。忌食肥腻、过甜、过咸的食物。

【生活指导】

1. 房劳过度引起者，应节制性欲。

2. 因全身衰弱、营养不良或身心过劳引起者，应适当增加营养或注意劳逸结合。

3. 由精神因素引起者，应调节好精神情绪。

4. 由器质性病变引起者，应积极治疗原发病。

5. 由药物影响性功能而致者，应立即停药。

【调理方法】

注：所涉及方子剂量均为标准剂量，具体用法用量谨遵医嘱。

饮食调理

茶汁饮——五子饮

覆盆子、菟丝子、楮实子、金樱子、枸杞子、桑螵蛸各60 g。上药煎煮取汁饮。代茶饮，每日1剂。可补益肝肾，生精填髓。

粥饭——冬虫夏草粥

冬虫夏草10 g，粳米60 g，生姜少许。将粳米洗净，加水适量，文火煮成粥。把冬虫夏草打碎研末，生姜切丝，加入粥中，再煮10~15分钟，调味即可。随量食用。可补虚助阳。

汤羹——子鸡乌龟汤

取未产过蛋的鸡1只，乌龟1只，白胡椒9 g，红糖500 g，白酒1 000 mL。鸡去毛及内脏，乌龟去甲后同白胡椒、红糖装入鸡腹内，置于砂罐中，加白酒，加盖，并用泥封固，加文火煨至肉烂为度。随量食肉饮汤，2~3日吃完。隔15日后如法配服。可补肾滋阴。

饮食调理

菜肴——东坡羊肉

羊肉240 g，土豆、胡萝卜各45 g，酱油60 g，料酒6 g，糖4.5 g，大葱9 g，生姜3 g，大料0.5 g，花椒0.75 g，植物油120 g。将羊肉切成小块，土豆、胡萝卜刮皮洗净，切成菱形的块。羊肉约炒5分钟，肉变色时即可捞出，土豆、胡萝卜炸到金黄色捞出，倒去余油。把炒锅放在微火上，倒入炒好的羊肉块，加入清水，然后把上述调料一并放入，一直煨到肉烂，再放入炸过的土豆、胡萝卜块，一起再煨5分钟后倒入汤盘内即成。佐餐服食。可补精血，助元阳。

艾 灸

穴位：关元、神阙、中极、肾俞（双）、腰阳关、命门、心俞（双）。

灸法：①温和灸，每次选用3~6个穴位，每穴灸10~20分钟，每日或隔日灸1次。②温灸器灸，每次选用3~6个穴位，每穴灸15~30分钟，每日或隔日灸1次。多选用俞募穴。③隔姜灸，每次选用3~5个穴位，每穴灸5~10壮，艾炷如黄豆大，每日或隔日灸1次。④隔盐灸，取细食盐适量纳入神阙穴中，与脐平，上置艾炷施灸，每次灸5~30壮，艾炷如半个枣核大，每日或隔日灸1次。亦可在食盐上置姜片施灸。也可用艾条在盐上熏灸，每次10~30分钟。⑤着肤灸，取中等艾炷，于关元穴每次灸30~50壮，7天灸1次。

刮 痧

主穴：心俞至肾俞、关元、三阴交。

配穴：精神紧张者，加太冲、期门；兼有肾阳不足、腰膝酸软者，加腰阳关、命门。

方法：用常规方法刮拭心俞至肾俞、关元、三阴交，直到皮肤发红为止。关元亦可配合艾条温和灸，三阴交平时亦可经常按摩。

中成药

锁阳固精丸： 温补肾阳，收敛固精。

五子衍宗丸： 补肾健精，严重者可搭配锁阳固精丸。

金锁固精丸： 温补肾阳，收敛精气。

海狗丸： 补肾阳，固精气。

巴仙苁蓉强骨胶囊： 温补肾阳，强健筋骨。

足浴

杜仲、淫阳藿、何首乌、肉苁蓉、菟丝子、枸杞子各20 g，蛇床子、藿香、肉桂、丁香、露蜂房各10 g。将上述诸药择净，放入药罐中，清水浸泡20分钟，加水2 000 mL煎汤，煮沸10分钟后去渣取汁，待温后足浴。每次30分钟，每日早、晚各1次，每日换药1剂，3~5日为1个疗程。可益肾助阳，散寒通络。

推拿

选穴： 天枢、丰隆、足三里、阴陵泉、大肠俞、膀胱俞、太阳、神门、大陵。

操作方法： 指按揉天枢、丰隆、足三里、阴陵泉、大肠俞、膀胱俞，每穴1~2分钟。掌摩下腹部，约5分钟。指按揉太阳、神门、大陵，每穴1~2分钟。

第十二章 手穴疗疾

第一节 痛证

在日常生活中，我们难免会出现身体不同部位的疼痛，止痛药物虽可以暂时止痛，但也会带来许多不良反应，亦不能从根本上缓解身体疼痛的问题。不要担心，在排除器质性病变后其实可通过按摩手部特定穴位来缓解疼痛。

一、头痛

选穴：合谷、头痛点。若前头痛可加头顶点、前头点；偏头痛、后头痛加偏头点、后头点。

操作：用拇、食指指端点压穴位，每穴点压30秒左右，反复数次。

位 置

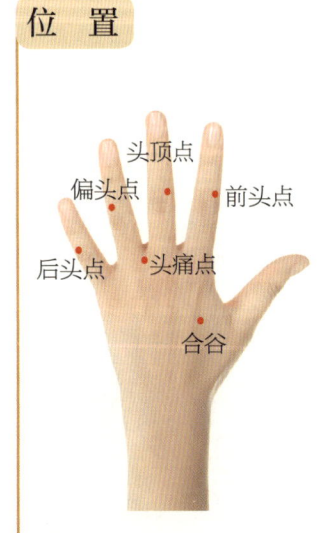

头痛点：位于手背中指掌指关节尺侧缘赤白肉际处。

头顶点：位于中指背侧桡侧缘，近节指骨与中节指骨的指间关节部。

前头点：位于食指背侧桡侧缘，近节指骨与中节指骨的指间关节部。

偏头点：位于无名指背侧尺侧缘，近节指骨与中节指骨的指间关节部。

后头点：位于小指背侧尺侧缘，近节指骨与中节指骨的指间关节部。

合谷：位于手背第一、二掌骨间，第二掌骨桡侧的中点处。

二、眼痛

选穴：眼点、合谷、后溪。

操作：指揉按摩穴位，按摩时患者闭目，每穴 30 秒左右，反复数次。

位　置

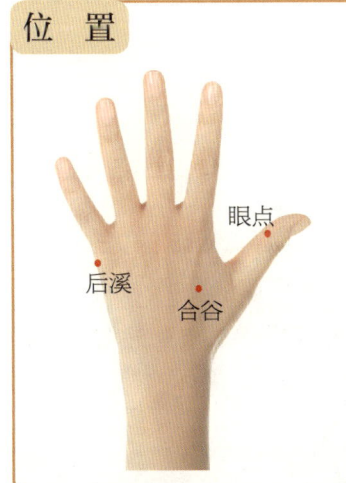

眼点：位于拇指尺侧，指间关节赤白肉际处。

合谷：位于手背第一、二掌骨间，第二掌骨桡侧的中点处。

后溪：位于握拳时第五掌指关节后尺侧横纹头赤白肉际处。

三、耳痛

选穴：中渚、液门、内关、外关。

操作：揉掐患侧穴位，每穴 30 秒左右，反复数次。

位　置

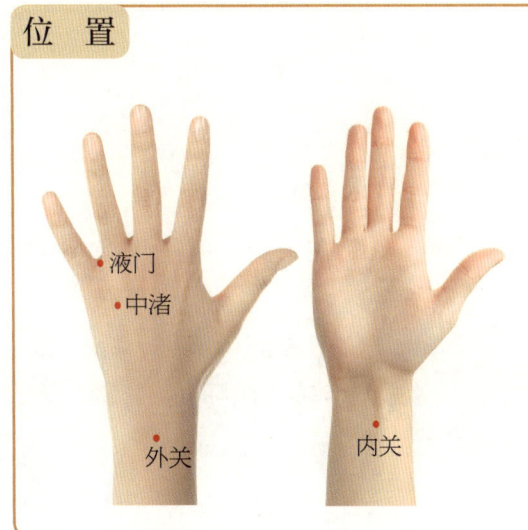

中渚：位于手背第四、五掌骨间凹陷处。

液门：位于手背第四、五指间的赤白肉际处。

内关：位于腕掌侧远端横纹上 2 寸，掌长肌腱与桡侧腕屈肌腱之间。

外关：位于腕背侧远端横纹上 2 寸，尺骨与桡骨间隙中点处。

四、牙痛

选穴：牙痛点、合谷。

操作：按压穴位，间断性按压，每次按压的时间建议在 5 分钟左右。

位 置

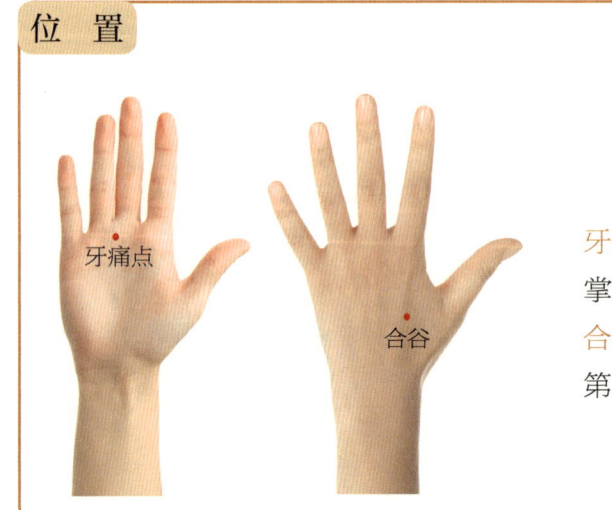

牙痛点：位于手掌面，第三、四掌骨小头之间，距指蹼缘 1 寸处。

合谷：位于手背第一、二掌骨间，第二掌骨桡侧的中点处。

五、咽痛

选穴：咽喉点、鱼际。

操作：拇指点按穴位，每穴点按 30 秒左右，反复数次。

位 置

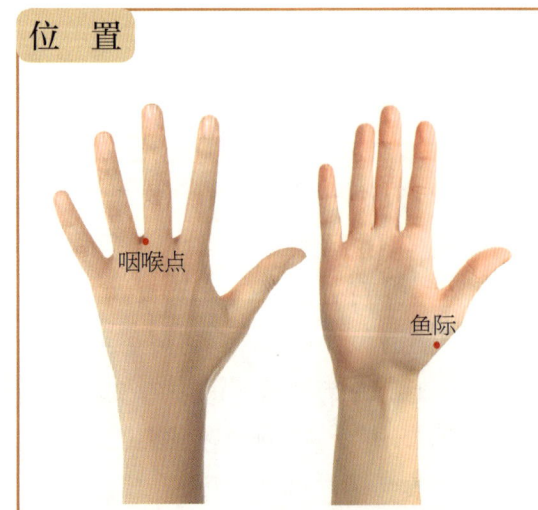

咽喉点：在手背，第三掌指关节尺侧缘。

鱼际：位于掌面鱼际部，第一掌骨桡侧中点赤白肉际处。

六、颈椎痛

选穴：颈项点、落枕点。

操作：按揉或揉掐穴位，每穴各 100~300 次，两手穴位交替按摩。

位　置

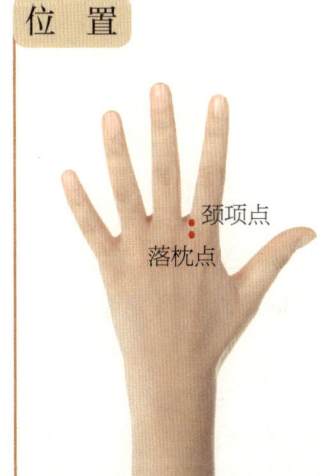

颈项点：位于食指掌指关节背部尺侧缘。

落枕点：位于手背第二、三掌骨之间，掌指关节后约 1 cm 处。

七、肩痛

选穴：肩点、脊柱点。

操作：揉掐患侧穴位，每次 5~10 分钟。

位　置

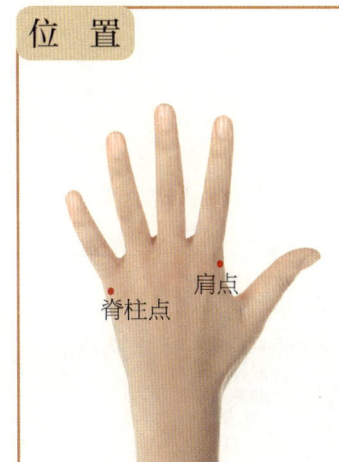

肩点：位于食指桡侧，掌指关节赤白肉际处。

脊柱点：位于小指尺侧，掌指关节赤白肉际处。

八、腰痛

选穴：腰痛点、坐骨神经点、后溪。

操作：按揉腰痛点、坐骨神经点，揉掐后溪，重手法、强刺激，每次按摩 20 分钟。

位 置

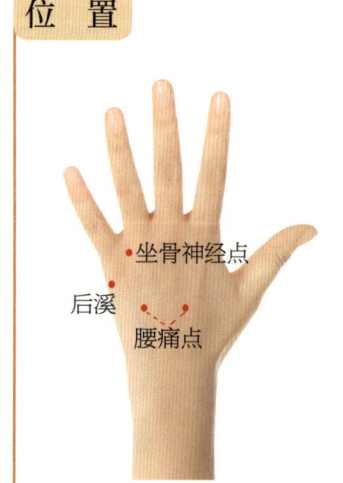

腰痛点：位于手背，第二、三掌骨及第四、五掌骨间，当腕横纹与掌指关节中点处，左、右手各 2 穴。

坐骨神经点：位于无名指掌指关节背侧尺侧缘，半握拳取之。

后溪：位于握拳时第五掌指关节后尺侧横纹头赤白肉际处。

九、踝关节扭伤

选穴：小节、阳池。

操作：揉掐患侧穴位，每穴 1 分钟，交替按摩。

位 置

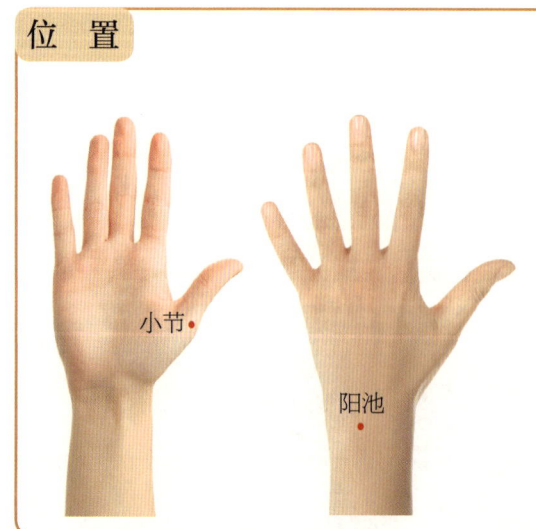

小节：位于拇指掌指关节桡侧缘，拇指呈屈曲位取穴。

阳池：位于腕背横纹上，指伸肌腱的尺侧缘凹陷中。

十、足跟痛

选穴：足跟点。

操作：点压穴位，每穴点压 30 秒左右，反复数次。

位 置

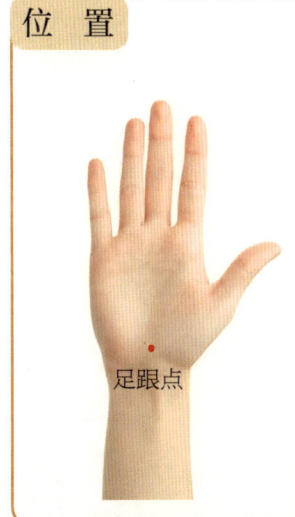

足跟点：位于手掌部，第三、四掌骨间隙中点，与腕横纹中点连线分为四等分，近腕横纹 1/4 点处。

十一、面神经麻痹

选穴：合谷、后溪。

操作：拇指尖重按穴位，每穴按压 1 分钟左右至有酸胀感，每日按压 1~2 次，配合针灸、药物治疗。

位 置

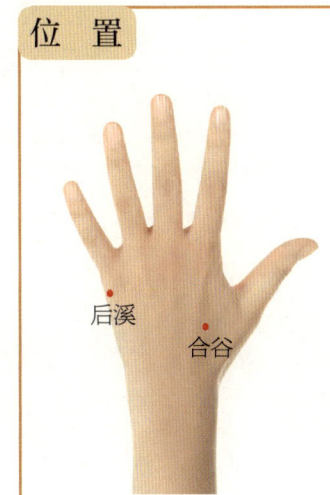

合谷：位于手背第一、二掌骨间，第二掌骨桡侧中点处。

后溪：位于握拳时第五掌指关节后尺侧横纹头赤白肉际处。

第二节　内科病症

一、膈肌痉挛

选穴：呃逆点。

操作：拇指、食指点按穴位，力量由轻到重，反复点压数次至感到酸麻胀。

位　置

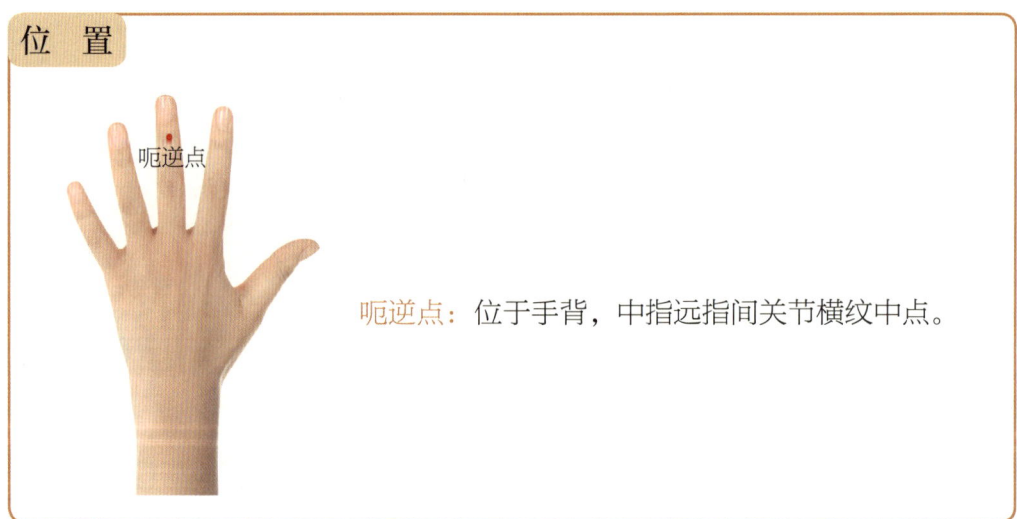

呃逆点：位于手背，中指远指间关节横纹中点。

二、胃肠神经官能症

选穴：胃肠点、合谷、后溪。

操作：拇指点按穴位，每穴 5 分钟，交替按摩。

位置

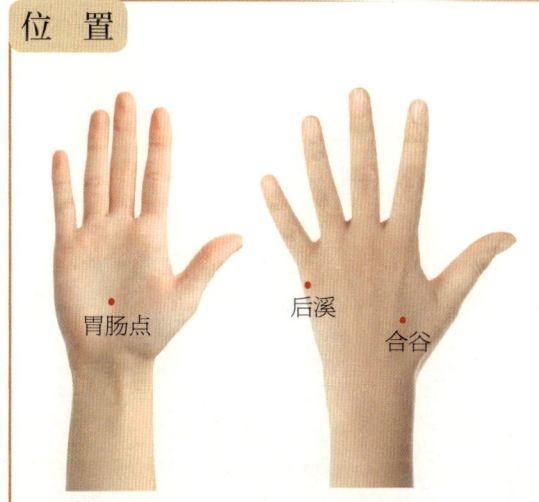

胃肠点：位于手掌部，第三、四掌骨间隙中点与腕横纹中点连线之中点。

合谷：位于手背第一、二掌骨间，第二掌骨桡侧的中点处。

后溪：位于握拳时第五掌指关节后尺侧横纹头赤白肉际处。

三、小儿厌食

选穴：胃肠点、四缝。

操作：轻柔点按穴位，每穴 30 秒，交替按摩。

位置

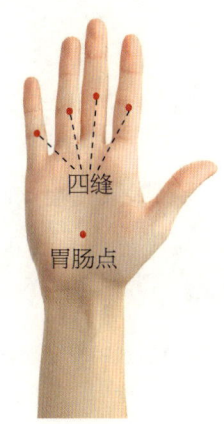

胃肠点：位于手掌部，第三、四掌骨间隙中点与腕横纹中点连线之中点。

四缝：位于手掌面，第二至五指近指间关节横纹中央，左、右手各 4 点。

四、小儿遗尿

选穴：肾点。

操作：轻柔点按穴位，每穴 30 秒，交替按摩。

位 置

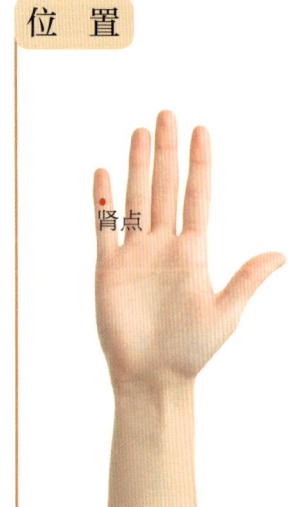

肾点：位于手掌面，小指远指间关节横纹中点处。

五、小儿惊厥

选穴：小天心。配合推心经、清肺经、清肝经。

操作：揉按小天心 100 次，向指尖方向直推心经 100 次，向指尖方向直推肺经 100 次，向指尖方向直推肝经 100 次。

位 置

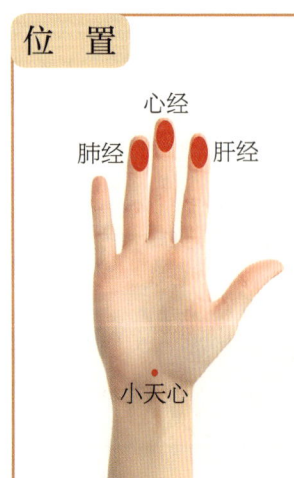

小天心：位于手掌根，大、小鱼际交接处中点。
心经：位于中指罗纹面。
肺经：位于无名指罗纹面。
肝经：位于食指罗纹面。

六、低血压

选穴：升压点、劳宫。

操作：按揉各穴位 50~100 次，力度以酸痛为宜。

位 置

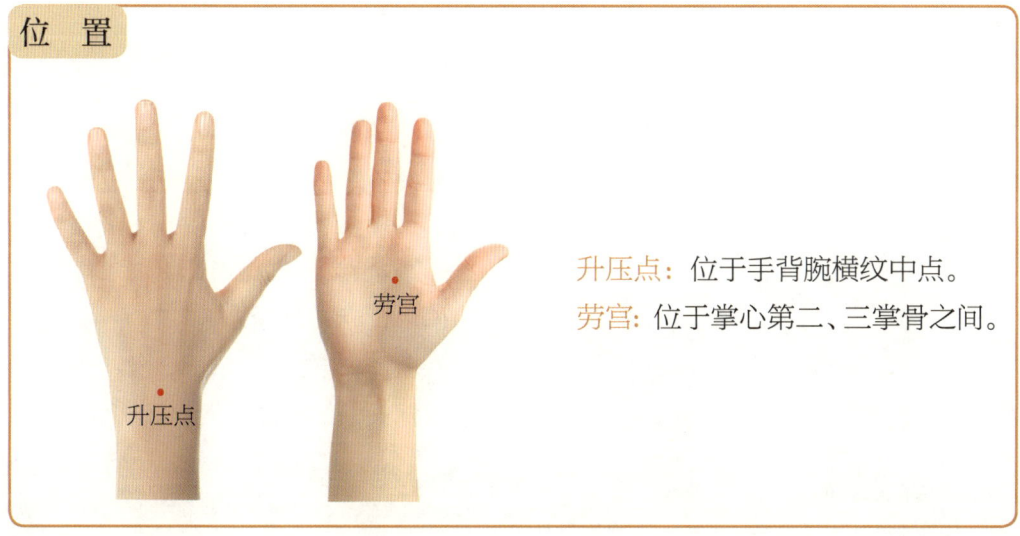

升压点：位于手背腕横纹中点。

劳宫：位于掌心第二、三掌骨之间。

七、汗证

选穴：退热点、合谷。

操作：每穴先点按 50 次，根据虚证、实证分别采取补泻手法，补法以顺时针方向旋转，泻法以逆时针方向旋转，每穴按压旋转 100 次。

位 置

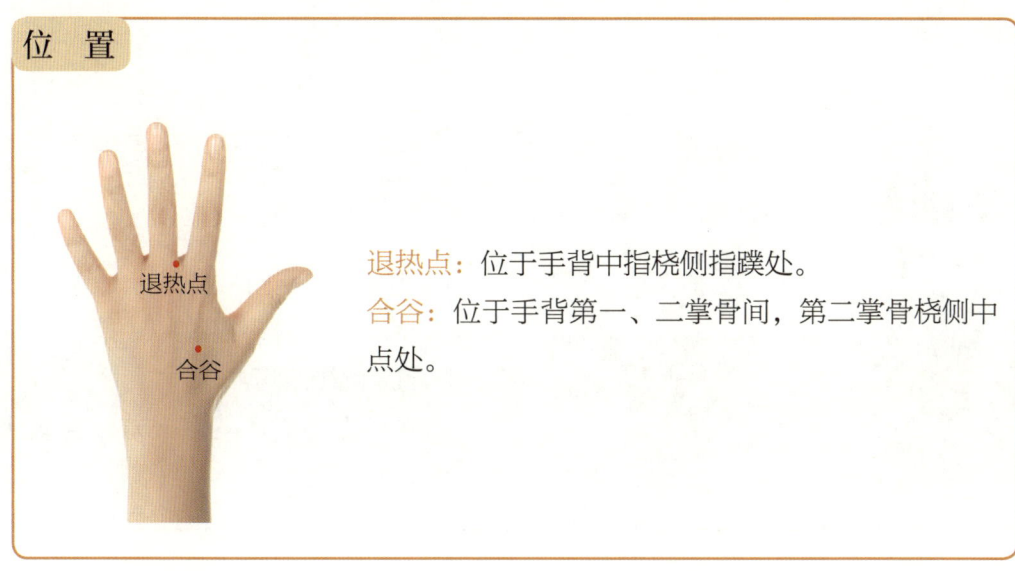

退热点：位于手背中指桡侧指蹼处。

合谷：位于手背第一、二掌骨间，第二掌骨桡侧中点处。

八、疟疾

选穴：疟门、疟疾点。

操作：揉掐穴位，每次 15~20 分钟。

位 置

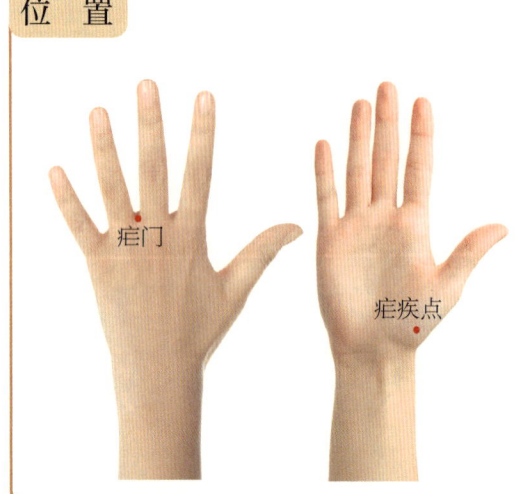

疟门：位于手背，第三、四掌指关节前缘，中指与无名指指蹼缘稍后，赤白肉际处。

疟疾点：位于手掌面，第一掌骨与腕关节结合处，大鱼际桡侧缘。

九、遗精

选穴：肾点、后溪、阳池、列缺。

操作：用拇指指尖点压，每日数次。

位 置

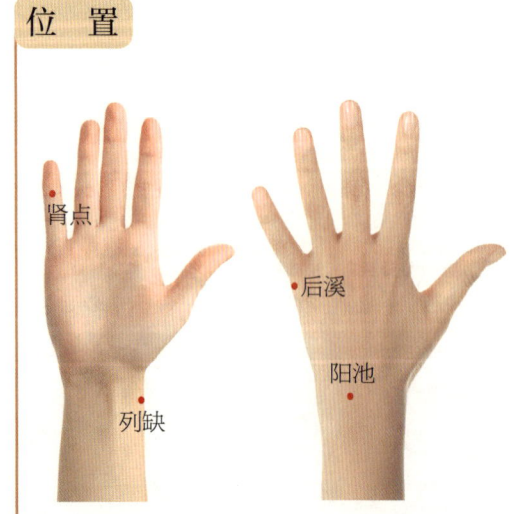

肾点：位于手掌面，小指远指间关节横纹中点处。

后溪：位于握拳时第五掌指关节后尺侧横纹头赤白肉际处。

阳池：位于腕背横纹中，指伸肌腱的尺侧缘凹陷中。

列缺：位于桡骨茎突上方，腕横纹上 1.5 寸。

十、痛经

选穴：妇科、还巢、小节。

操作：拇指指尖点按穴位，每穴点按 100 次。

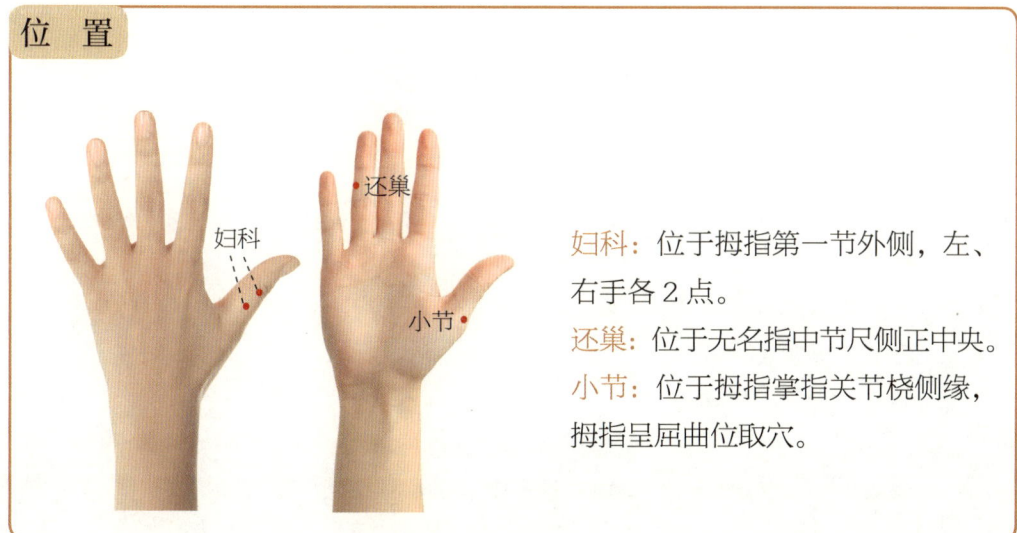

位置

妇科：位于拇指第一节外侧，左、右手各 2 点。

还巢：位于无名指中节尺侧正中央。

小节：位于拇指掌指关节桡侧缘，拇指呈屈曲位取穴。